Mohammed Ahmed
Vinod Kumar Upadhyay
Ahsan Abdullah

FLUORETO DE DIAMINA DE PRATA

Mohammed Ahmed
Vinod Kumar Upadhyay
Ahsan Abdullah

FLUORETO DE DIAMINA DE PRATA

O futuro da medicina dentária: O papel do SDF nos cuidados preventivos

ScienciaScripts

Imprint

Cover image: www.ingimage.com

This book is a translation from the original published under ISBN 978-620-8-22446-2.

Publisher:
Sciencia Scripts
is a trademark of
Dodo Books Indian Ocean Ltd. and OmniScriptum S.R.L publishing group

120 High Road, East Finchley, London, N2 9ED, United Kingdom
Str. Armeneasca 28/1, office 1, Chisinau MD-2012, Republic of Moldova, Europe
Printed at: see last page
ISBN: 978-620-8-30862-9

ÍNDICE

INTRODUÇÃO

A cárie dentária é uma doença multifatorial. É específica do local e depende da composição e do metabolismo do biofilme de cada local. A cárie dentária é influenciada por múltiplos factores biológicos, incluindo a saliva, a dieta, a anatomia, bem como factores genéticos. A nível individual e populacional, os factores culturais, comportamentais e socioeconómicos também podem influenciar o desenvolvimento da cárie dentária. Pitts e colegas descreveram a cárie como um processo multifatorial, mediado pelo biofilme e impulsionado pelo açúcar, que resulta em desmineralização. O desenvolvimento de uma lesão de cárie é o resultado de um processo dinâmico contínuo que envolve períodos repetidos de desmineralização por ácidos orgânicos de origem microbiana e subsequente remineralização por componentes salivares (e/ou agentes terapêuticos), mas em que o ambiente oral global favorece a remineralização[1] .Durante muitos anos, quando os microrganismos eram apenas estudados através de técnicas de cultura, considerava-se que os indicadores de risco microbiológico para a iniciação e progressão da lesão de cárie eram a transmissão e a presença de Streptococcus mutans e da espécie Lactobacillus. Este entendimento mudou desde a implementação de técnicas de microbiologia molecular (PCR, técnica de Reação em Cadeia da Polimerase, bem como a sequenciação com o gene16s rRNA). Com a implementação destas novas técnicas, foi possível compreender a complexidade do microbioma humano. A simbiose entre o microbioma e o hospedeiro é essencial para manter a saúde geral e oral[1] . A cárie precoce da infância (CPE) é definida como "a presença de uma ou mais superfícies cariadas (lesões não cavitadas ou cavitadas), ausentes ou preenchidas (devido a cárie), em qualquer dente primário de uma criança com menos de seis anos de idade. A Academia Americana de Odontopediatria (AAPD) apoia esta definição de CEC. A AAPD também especifica que, em crianças com menos de 3 anos de idade, qualquer sinal de cárie de superfície lisa é indicativo de cárie precoce da infância grave (S-ECC). A investigação mostra que o aleitamento materno em bebés tem muitas vantagens e não tem sido epidemiologicamente associado a cáries na ausência de outros factores, como uma má higiene oral ou uma dieta de hidratos de carbono. Verificou-se in vitro que o aleitamento materno em combinação com outros hidratos de carbono é altamente cariogénico. A alimentação nocturna frequente com leite no biberão está associada, mas não está consistentemente implicada, na S-ECC. O aleitamento materno mais de sete vezes por dia após os 12 meses de idade está associado a um risco acrescido de CEC. A alimentação nocturna com sumo no biberão, o uso prolongado de um copo com canudinho ou sem verter, e o consumo frequente de snacks ou bebidas com açúcar entre as refeições (por exemplo, sumo, leite em pó, refrigerante) aumentam o risco de cáries. A aparência clínica dos dentes em S-ECC numa criança com 2, 3 ou 4 anos de idade é típica e segue um padrão definido[1] . A maior contribuição do século passado para a melhoria da saúde oral é talvez a descoberta e utilização do flúor como medida preventiva da cárie. Foi realizada uma extensa investigação sobre a utilidade deste sal numa variedade de formas para obter o máximo de benefícios sistémicos e tópicos das suas propriedades cariostáticas. O fluoreto foi descrito como um nutriente essencial no Federal Register of United States Food and Drug Administration (1973) e no comité de peritos da Organização Mundial de Saúde (OMS) sobre oligoelementos e saúde humana. Também incluíram o flúor na lista de 14 elementos reconhecidos como fisiologicamente essenciais para o desenvolvimento e crescimento normais dos seres humanos. Sem dúvida, o uso repetido de fluoretos é de importância crítica para o controlo e a prevenção da cárie dentária, tanto em crianças como em adultos. Numerosas investigações clínicas controladas têm demonstrado consistentemente as propriedades cariostáticas do flúor fornecido numa variedade de formas. Como agente terapêutico de aplicação tópica, o flúor é eficaz na prevenção do desenvolvimento de futuras lesões, na detenção e no abrandamento da progressão de lesões cavitadas activas e na remineralização de lesões incipientes activas. O tratamento convencional da lesão cariosa era efectuado através da remoção cirúrgica do tecido cariado, seguida da proteção pulpar e da colocação de um material de restauração adequado. Com o aparecimento da medicina dentária minimamente invasiva (MID), a preservação da estrutura dentária saudável utilizando técnicas não invasivas substituiu as abordagens tradicionais. Embora não seja nova, uma preparação tópica de flúor à base de iões metálicos - o diamino fluoreto de prata (SDF) - atraiu uma maior atenção contemporânea devido à sua eficácia em travar a progressão da cárie dentária. Recentemente, a Food and Drug Administration (FDA) dos EUA aprovou um produto SDF disponível no mercado como dispositivo médico de classe II para tratar a hipersensibilidade da dentina. Também é utilizado pelos dentistas para tratar a cárie dentária para uma gestão não invasiva ou médica da cárie. O tratamento anti-cárie com SDF pode ser efectuado a nível profissional e comunitário em intervalos regulares para travar a progressão da cárie dentária[4] . O flúor pode ser utilizado para a prevenção da cárie dentária, tanto de forma sistémica como tópica. Entre as aplicações tópicas de flúor, o diamino fluoreto de prata (SDF), um líquido transparente que combina os efeitos antibacterianos da prata e os efeitos remineralizantes do flúor, é um agente terapêutico promissor para o tratamento de lesões de cárie em crianças pequenas e naquelas com necessidades de cuidados especiais, que só recentemente se tornou disponível nos Estados Unidos. Vários estudos in vitro documentam a sua eficácia na redução de bactérias cariogénicas específicas e o seu potencial remineralizante no esmalte e na dentina. O(s) seu(s) mecanismo(s) de ação in vivo são objeto de investigação em curso. O que se sabe atualmente é que o componente fluoreto fortalece a estrutura dental atacada pelos subprodutos ácidos do metabolismo bacteriano, diminuindo sua solubilidade, mas o SDF também pode interferir no biofilme, matando as bactérias que causam o desequilíbrio ambiental local que desmineraliza os tecidos dentais. Assim, o SDF torna-se uma das ferramentas disponíveis para tratar a cárie, modificando as acções bacterianas no tecido e aumentando a remineralização[7] . Um tratamento minimamente invasivo e mais suportável é feito com o diamino fluoreto de prata (SDF) a 38%, que pode ser utilizado no tratamento da cárie dentária. Tem certamente a vantagem de facilitar a gestão psicológica das crianças e de não exigir anestesia local, nem perfuração ou utilização de dique de borracha, além de ter a vantagem adicional de evitar a ansiedade e de ser económico. No entanto, no início de 1600, muitos cientistas e médicos utilizaram o nitrato de prata como purgante, contra-irritante e para a terapia de infecções cerebrais. No entanto, a primeira utilização do nitrato de prata em medicina dentária foi em 1840. Mais tarde, em 1917, foi utilizada uma solução amoniacal de nitrato de prata devido à sua propriedade antimicrobiana e à sua capacidade de penetrar na dentina. No Japão, o fluoreto de prata é utilizado há um milénio, ao qual foi adicionada amina há 80 anos e utilizado no tratamento de lesões cariosas, tendo sido aprovado como agente cariostático pelo Conselho Farmacêutico Central do Ministério da

Saúde e do Bem-Estar e comercializado com o nome comercial de Saforide. A primeira investigação sobre o SDF foi efectuada em 1969 na Universidade de Osaka, no Japão. As poderosas propriedades antimicrobianas da prata com os benefícios de uma dose elevada de fluoreto foram combinadas e esta formulação também resultou num precipitado que ocluiu os túbulos dentinários e reduziu a hipersensibilidade. No devido tempo, o "diamino fluoreto de prata" foi aprovado como agente cariostático pelo Conselho Farmacêutico Central do Ministério da Saúde e do Bem-Estar do Japão e comercializado como Saforide (Toyo Seiyaku Kasei Co. Ltd., Osaka, Japão)[4] . O diamino fluoreto de prata (SDF) tem sido utilizado no Japão há décadas para travar a cárie dentária e reduzir a hipersensibilidade nos dentes decíduos e permanentes. Na última década, foi introduzido noutros países. O SDF tem sido comercializado nos EUA como um produto de 38%, equivalente a 5% de flúor e um pH de 10. O efeito unilateral do SDF é a descoloração das superfícies desmineralizadas ou cavitadas. A FDA aprovou a sua utilização como agente dessensibilizante e a sua sobre-rotulagem como agente anti-cárie. Existem muitos estudos de investigação sobre o SDF que indicam que é mais eficaz na contenção da cárie dentária do que o verniz de fluoreto de sódio. Por conseguinte, a AAPD apoia a utilização de um SDF a 38%, como parte de um plano de gestão da cárie. Antes da colocação do SDF, a AAPD recomenda que os pacientes recebam um exame dentário completo, um diagnóstico e um plano para a gestão contínua da doença[27] . O diamino fluoreto de prata, ou SDF, tornou-se um tema quente na medicina dentária preventiva e de gestão de cáries na última década. Sendo um produto mais recente, muitas questões sobre a sua história e utilização como ferramenta preventiva e de gestão de cáries ainda não foram explicadas.

HISTÓRIA E AVALIAÇÃO DA DIAMINA DE PRATA

FLUORETO

Há cerca de 1000 anos, no Japão, havia um costume entre as senhoras de tingir os dentes de preto, chamado "Ohaguro", para exprimir o seu casamento. A prata metálica foi descoberta ao mundo já em 4000 a.C. pelos Caldeus. Durante 980 d.C., Avienna trouxe o nitrato de prata para a atenção médica, utilizando-o como purificador do sangue. O nitrato de prata foi adotado para o tratamento da cárie no início do século XX, com base no carácter infecioso da cárie dentária e no carácter desinfetante do nitrato de prata. Através de uma pesquisa bibliográfica, foram encontrados cinco estudos que utilizaram uma solução de nitrato de prata para o tratamento da cárie dentária, publicados entre os anos 40 e 70. A primeira utilização medicinal da prata parece ter ocorrido por volta do ano 1000 a.C. As utilizações actuais dos compostos de prata na medicina giram em torno da aplicação de nitrato de prata, folha de prata e suturas de prata. Von Naegeli descobriu que o nitrato de prata é um agente antimicrobiano muito eficaz.

Do ponto de vista dentário, Stebbins utilizou amálgama de prata e ácido nítrico em dentes cariados e verificou que a inibição da cárie estava presente. Posteriormente, Howe aplicou diretamente nitrato de prata em lesões de cárie com resultados semelhantes, tendo sido designada por "solução de Howe". Foi utilizada com o objetivo de travar as cáries durante os 50 anos seguintes[12] . O diamino fluoreto de prata (SDF) foi investigado pela primeira vez como parte da tese de doutoramento de Mizuho Nishino, na Universidade de Osaka, no Japão, em 1969. Ela procurou combinar as poderosas propriedades antimicrobianas da prata com os benefícios de uma dose elevada de flúor. Esta formulação também resultou num precipitado que ocluiu os túbulos dentinários e reduziu a hipersensibilidade. Suzuki et al. em 1974 descobriu que após 3 minutos de aplicação, o flúor penetra no esmalte a cerca de 25 μ de profundidade e a prata penetra a cerca de 20 μ de profundidade.em 1994, concluíram que a progressão da cárie é menor no grupo SDF/SnF2 quando comparado com (i) o grupo SnF2, (ii) o grupo SnF2/SDF com preparação mínima da cavidade, (iii) preparação mínima da cavidade restaurada com resina composta, e (iv) sem tratamento.Gotjamanos 1996 relatou que a aplicação de 40% de fluoreto de prata em cáries residuais seguida de restauração com cimento de ionómero de vidro mostrou uma resposta pulpar favorável. Klein et al. em 1999 verificaram que as lesões tratadas com uma única aplicação de fluoreto de prata/fluoreto estanoso ou nitrato de prata demonstraram 29% e 19% menos progressão da lesão, respetivamente. Klein et al. em 1999, lesões tratadas com uma única aplicação de fluoreto de prata/fluoreto estanoso ou nitrato de prata demonstraram 29% e 19% menos progressão da lesão, respetivamente. Chu et al., em 2002, mostraram que o SDF foi eficaz na contenção da cárie dentária em dentes anteriores primários em crianças em idade pré-escolar[50] . Llodra et al., em 2005, concluíram que a incidência média de cárie dentária em dentes primários foi menor no grupo SDF do que nos controlos. A solução de diamino fluoreto de prata foi considerada mais eficaz para a redução da cárie em crianças em idade escolar[51] .Yee et al. em 2009 concluíram que a contenção da cárie dentária através do tratamento com SDF a 38% constitui uma modalidade alternativa quando o tratamento restaurador dos dentes decíduos não é uma opção[55] .Braga et al. em 2009 concluíram que o SDF demonstrou uma eficácia significativamente maior na contenção da lesão cariosa do que o selante de ionómero de vidro e a técnica de escovagem cruzada dos dentes aos 3 e 6 meses. Lou et al. em 2011 mostraram que o SDF parecia produzir partículas globulares de fluoreto de cálcio na superfície dos cristais de hidroxiapatita, que desapareciam com a lavagem. O SDF reage com a gelatina e as partículas de prata produzidas eram resistentes à lavagem[57] . Zhi et al. em 2012 concluíram que a aplicação uma vez por ano de diamino fluoreto de prata ou de GIC com elevada libertação de flúor pode deter a cárie dentária ativa. O aumento da frequência de aplicação do SDF aumenta a taxa de detenção de cáries[46] . Mei et al. em 2013 mostraram que 38% de SDF inibe a formação de biofilme cariogénico multiespécie (Streptococcus mutans, S. sobrinus, Lactobacillus acidophilus, Lactobacillus rhamnosus, e Actinomyces naeslundii) em lesões de cárie dentária e reduz o processo de desmineralização[35].

Não há evidências consistentes de qual seria a frequência ideal e o intervalo de tempo entre essas aplicações ou as variáveis que poderiam influenciar esses protocolos, mas a maioria recomenda uma aplicação a cada seis a 12 meses. O SDF obteve autorização da Food and Drug Administration (FDA) dos EUA como um dispositivo médico de Classe II em agosto de 2014. Mei et al. em 2014 descobriram que uma zona altamente remineralizada rica em cálcio e fosfato foi encontrada na lesão dentária cavitada presa de dentes decíduos. [35,36]Em outubro de 2016, a FDA atribuiu ao SDF a designação de "terapia inovadora" com base na sua detenção da cárie dentária em crianças e adultos, a primeira para uma terapia de saúde oral. Essa distinção identifica o SDF como um medicamento "para tratar uma doença ou condição grave ou com risco de vida" e afirma que "evidências clínicas preliminares indicam que o medicamento pode demonstrar melhora substancial em relação às terapias existentes". Este facto marcou a primeira vez que a doença oral foi classificada como uma condição médica grave e elevou a sua importância como um problema de saúde pública significativo. O Nepal começou a trabalhar com o fluoreto de diamina de prata (SDF) em 2017. O Ministério da Saúde e da População do Nepal, em colaboração com várias organizações internacionais de saúde, iniciou o uso do SDF como parte de seus programas de saúde bucal para combater a cárie dentária, especialmente em crianças. Esse esforço teve como objetivo fornecer uma opção de tratamento econômica e não invasiva para cáries dentárias em ambientes com recursos limitados Contreras et al. em 2017 concluiu que a literatura indica que o SDF é um tratamento preventivo para cáries dentárias em ambientes comunitários. Em concentrações de 30% e 38%, o SDF mostra potencial como um tratamento alternativo para a detenção de cáries na dentição primária e permanente. No cenário indiano, a investigação realizada no ano de 2016 sobre a eficácia do SDF começou a aparecer na literatura dentária indiana. Os estudos iniciais centraram-se na sua eficácia na detenção de cáries dentárias em crianças[75] . 2018 Campanhas de investigação e sensibilização alargadas: Os estudos de investigação sobre os benefícios, a segurança e a relação custo-eficácia do FDS tornaram-se mais difundidos em todo o mundo. Conferências e simpósios odontológicos incluíram sessões sobre SDF, ajudando a aumentar a conscientização entre os profissionais de odontologia.2019 Aumento da adoção e treinamento: Mais escolas de odontologia e programas de saúde pública começaram a adotar o SDF. Foram realizadas sessões de formação e workshops para dentistas sobre a aplicação do SDF. Também foram iniciados programas de sensibilização destinados a educar os pais e as autoridades escolares sobre os benefícios do SDF para a saúde dentária das crianças. Investigação e publicações: Gao, S. S., Zhao, I. S., & Mei, M. L em 2020 Publicou extensas revisões e meta-análises em revistas de medicina dentária, confirmando a eficácia e segurança do SDF[10] . Utilização alargada nos países em desenvolvimento: Contreras, V., Toro, M. J., & Elias-Boneta, A.et al. em 2021 Realizou pesquisas e programas-piloto na América Latina, com foco no papel do SDF em ambientes com poucos recursos[75] . Endossos e diretrizes profissionais: British Dental Association (BDA) em 2022 Emitiu diretrizes para o uso do SDF no Reino Unido, promovendo protocolos de aplicação padronizados.Continuação da Integração e Inovação por Dos Santos, V. E., Jr., & Vasconcelos, R. S. em 2023 Explorou técnicas e formulações inovadoras para melhorar a aplicação e a eficácia do SDF na prática odontológica. Current Status and Future Diretions by Horst, J. A., & UCSF Research team in 2024 investigação em curso para otimizar a utilização do SDF, explorando novas aplicações e benefícios a longo prazo na medicina dentária moderna.

AVALIAÇÃO HISTÓRICA DO SDF NA ÍNDIA

Integração em 2020 nas políticas de saúde pública: Os debates em torno da integração do FDS nas políticas nacionais de saúde oral ganharam ímpeto. Vários estados consideraram incluir o FDS como parte dos seus programas de saúde dentária escolar.2021 Utilização clínica mais alargada e mais investigação: O uso de FDS tornou-se mais comum em ambientes clínicos, especialmente em odontologia pediátrica e programas de saúde comunitária. A investigação continuou a explorar os resultados a longo prazo e o potencial para aplicações mais alargadas do FDS na medicina dentária preventiva. 2022 Recomendações e diretrizes oficiais: Algumas associações dentárias e organismos de saúde pública na Índia emitiram diretrizes sobre a utilização do FDS, fornecendo protocolos padronizados para a sua aplicação. Foram feitos esforços para incluir o FDS no quadro nacional de cuidados dentários. 2023 Expansão e integração contínuas: A utilização do FDS expandiu-se ainda mais, com mais estados a incorporá-lo nos seus programas de saúde pública. Os programas de desenvolvimento profissional contínuo incluíram módulos sobre o FDS, assegurando que os dentistas novos e em exercício estavam bem familiarizados com a sua utilização. 2024 Situação atual e perspectivas futuras: O SDF é agora uma opção reconhecida e amplamente utilizada no panorama dos cuidados dentários da Índia. A investigação em curso centra-se na otimização da sua utilização e na exploração de novas aplicações, assegurando que continua a ser uma ferramenta vital no combate à cárie dentária, especialmente em ambientes com recursos limitados. Esta cronologia destaca a adoção progressiva e a integração do SDF na Índia, demonstrando a sua crescente importância no campo da odontologia preventiva.

MECANISMO DE ACÇÃO

SDF é um composto de ($AgNO_3$) Os compostos de prata são conhecidos pelos seus efeitos antibacterianos. Foram utilizados já na década de 1840, quando o nitrato de prata ($AgNO_3$) foi utilizado na prevenção de cáries dentárias na dentição primária. A prata foi então desenvolvida para a prevenção de cáries em 16 molares permanentes, como agente de limpeza de cavidades e como dessensibilizador da dentina (Peng et al., 2012). Na década de 1960, a prata foi introduzida para ser combinada com flúor como um agente anti-cárie para um efeito mais sinérgico. No entanto, os compostos de fluoreto de prata têm uma utilização limitada em contextos clínicos devido à coloração negra das lesões cariosas (Rosenblatt et al., 2009). A descoloração preta das lesões pode ser evitada através da utilização combinada de fluoreto de prata e iodeto de potássio, tal como sugerido por (Knight et al., 2006a). Muitas revisões sistemáticas e estudos mostraram que a principal ação do flúor é através do seu efeito tópico e não sistémico (Marinho et al., 2003, Twetman et al., 2003, Twetman, 2009). Uma presença persistente de flúor em níveis baixos (sub-ppm) na interface placa-esmalte durante um ataque ácido irá inibir a desmineralização. Quando o pH é restaurado, os vestígios de flúor em solução irão acelerar o processo de remineralização (Buzalaf et al., 2011). Isto indica que a frequência de aplicação e a disponibilidade constante de flúor é mais crucial do que a quantidade de flúor administrada. Os efeitos do flúor em si na cárie têm sido amplamente estudados. No entanto, o papel exato e o mecanismo de ação dos compostos de prata no SDF ainda não são claros. Foram realizados muitos estudos in vitro que demonstraram que o possível mecanismo de ação da prata pode estar associado à forma como interage com o tecido dentário e às suas propriedades antimicrobianas contra bactérias cariogénicas. Quando a SDF é aplicada topicamente para o tratamento da hipersensibilidade da dentina, forma uma camada escamosa protetora que obstrui os túbulos dentinários (Mei et al., 2013). Portanto, observa-se uma redução da sensibilidade em pacientes tratados com hipersensibilidade (Castillo et al., 2011, Craig et al., 2012), o que está de acordo com a teoria hidrodinâmica (Markowitz e Pashley, 2008). A cárie dentária é um processo dinâmico que envolve açúcares, metabolismo bacteriano, desmineralização e degradação orgânica da estrutura dentária. Uma lesão torna-se maior quando a matriz orgânica colagenosa fica exposta como resultado da desmineralização e destruição das superfícies da dentina por proteases bacterianas (Featherstone, 2004). Após a aplicação do SDF numa superfície cariada, forma-se uma camada de sal de prata que aumenta a resistência da lesão desmineralizada à dissolução ácida e à digestão enzimática (Mei et al., 2012). Um dos primeiros estudos de investigação in vitro sugeriu que o SDF reage com a hidroxiapatite para formar fluoreto de cálcio (CaF_2), fosfato de prata ($Ag_3 PO_4$) e hidróxido de amónio ($NH_4 OH$). O CaF_2 reage então lentamente com os iões de cálcio (Ca_{2+}) e fosfato (PO_{4-}) na saliva para formar fluorapatias insolúveis ($Ca_{10} (PO_4)6F_2$), aumentando assim a resistência do dente aos ácidos. A reação química que ocorre num dente com cárie após a aplicação do SDF está ilustrada na Figura 1. Quando o SDF reage com a hidroxiapatita, f o r m a - s e fluorapatita resistente aos ácidos, o que contribui em parte para o seu efeito anti-cárie. Além disso, o CaF_2 oclui os túbulos dentinários e impede a penetração de iões de prata e nutrientes nas bactérias. Verifica-se uma remineralização significativa da dentina através do aumento da atividade odontoblástica (Yamaga et al., 1972).

Foi demonstrado que as lesões dentinárias tratadas têm uma maior densidade mineral e dureza, enquanto a profundidade da lesão diminui (Mei et al., 2013)

O SDF inibe particularmente as metaloproteinases da matriz, as catepsinas e as colagenases bacterianas que são responsáveis pela degradação da matriz orgânica da dentina exposta (Horst et al., 2016). A prata na sua forma iónica reage diretamente contra as bactérias através da desnaturação de enzimas, destruição da estrutura da parede celular e inibição da replicação do ADN (Klasen, 2000, Youravong et al., 2011). O Streptococcus mutans é altamente considerado como o principal responsável pela cárie dentária devido às suas propriedades acidogénicas (Loesche, 1986). Por conseguinte, a maior parte da investigação centrou-se na análise da capacidade dos compostos de prata para inibir S. Mutans. Foi comprovado que o SDF tem um desempenho melhor do que outros medicamentos anti-cárie na inibição de bactérias cariogénicas nos túbulos dentinários (Hamama et al., 2015). 19 O mecanismo de ação do SDF foi resumido por Zhao e colaboradores numa revisão da literatura recentemente publicada. Este projeto proporcionou uma oportunidade importante para avançar a compreensão de como o SDF funciona contra a cárie dentária. A revisão incluiu 29 artigos envolvendo estudos ex vivo e in vitro sobre:

(1) A ação do SDF nas bactérias cariogénicas.
(2) O efeito do SDF no conteúdo mineral do esmalte.
(3) O efeito do SDF no conteúdo mineral da dentina.
(4) O efeito do SDF na matriz orgânica da dentina.

No entanto, não conseguiram encontrar nenhum ensaio clínico que estudasse o mecanismo do FDS. Foi sugerido um estudo adicional mais centrado na resolução do problema de coloração do SDF sem reduzir a sua eficácia na contenção da cárie dentária. Os autores concluíram que a eficácia do SDF se deve principalmente às propriedades bactericidas do ião prata. O SDF também pode deter a cárie ao inibir a desmineralização, promover a remineralização e proteger a matriz de colagénio da degradação do colagénio (Zhao et al., 2018) .[10]

Papel do iodeto de potássio no SDF:

O iodeto de potássio (KI) é basicamente um sal, que é fotossensível e tem propriedades ligeiramente higroscópicas, sendo altamente solúvel em água (Martindale, 2009). Disponível em comprimidos orais e na forma de solução, é utilizado principalmente para bloquear a absorção de iodo radioativo pela glândula tiroide (FDA, 2001). O KI e a prata são ambos excelentes agentes radiopacificadores, não tóxicos e com fortes efeitos bactericidas e bacteriostáticos (Horak et al., 1998). Em medicina dentária, o KI foi introduzido por Knight et al. (2005) como uma nova abordagem para ultrapassar o problema de coloração causado pelos iões de prata no SDF. É aplicado imediatamente na superfície da dentina após o SDF, o que resultará num precipitado branco cremoso. O precipitado é depois lavado e seco ao ar, tal como recomendado por Knight et al. (2006b). O iodeto de potássio também é eficaz para minimizar a possibilidade de coloração subsequente de uma restauração sobrejacente (Knight et al., 2005). No entanto, o sal formado a partir desta reação, o iodeto de prata, é fotossensível e pode escurecer com a exposição à luz (Zhao et al., 2018). Até à data, foi identificado apenas um número limitado de evidências sobre a eficácia da SDF seguida da aplicação de KI (SDF/KI). Estudos in vitro realizados por Hamama et al. (2015) e Knight et al. (2007)

descobriram que o agente SDF/KI é um produto eficaz na redução da quantidade de lesões de dentina artificial de S. mutans. Outras alternativas foram identificadas por Zhao et al. (2018) na sua revisão, incluindo a utilização de hexafluorossilicato de amónio e fluoreto de nano-prata para minimizar o efeito de coloração escura.

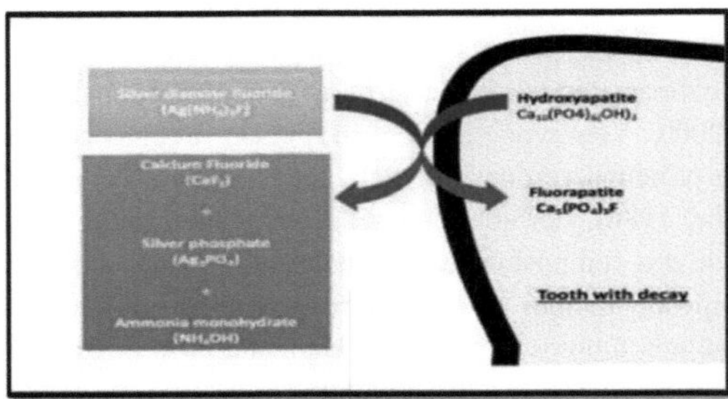

Figura 1: Representação esquemática do mecanismo de ação do SDF no dente com cárie (Yamaga et al. 1972)

PROPRIEDADES DA SOLUÇÃO DE FLUORETO DE DIAMINA DE PRATA

As soluções SDF contêm amoníaco, prata e fluoreto. O teor de flúor nas soluções de SDF varia de marca para marca. Tal como disponível nos Estados Unidos, o SDF é um agente tópico incolor (38% p/v $Ag(NH_3)2F$, 30% p/p) composto por 24,4-28,8% (p/v) de prata e 5,0-5,9% de flúor, a pH 10, e comercializado como Advantage Arrest pela Elevate Oral Care, LLC, West Palm Beach, Florida.

Papel da prata na SDF.

Quando a prata se combina com o flúor numa solução de amoníaco, são libertados iões de prata e de flúor. A prata é antibacteriana. A resistência bacteriana à prata é difícil de desenvolver porque a prata mata as bactérias através de múltiplas vias. A prata interfere com o metabolismo bacteriano. É um agente oxidante que interage com o grupo sulfidrilo das proteínas e o ácido desoxirribonucleico (ADN) das bactérias. A interação impede os processos respiratórios celulares, altera a síntese da parede celular, desenrola o ADN e inibe a divisão celular. A prata também inativa a enzima bacteriana glicosil transferase, inibindo assim a formação de biofilme. As glicosil transferases sintetizam glucano, que é responsável pela adesão bacteriana e pelo espessamento dos biofilmes nas superfícies dentárias. A prata também inibe as actividades proteolíticas das colagenases para evitar a degradação do colagénio da dentina. Além disso, a prata reduz a adesão bacteriana através da incorporação de prata na hidroxiapatite para formar hidroxiapatite contendo prata no esmalte e na dentina.

Papel do flúor no SDF.

O flúor é bem conhecido como um agente de remineralização. O fluoreto pode reagir com a hidroxiapatite para formar hidroxiapatite substituída por fluoreto através da troca iónica de iões fluoreto por iões hidroxilo e/ou crescimento de cristais de fluorapatite a partir da saliva. A hidroxiapatite substituída por fluoreto é mais resistente aos ácidos do que a hidroxiapatite. Por conseguinte, o esmalte ou a dentina com hidroxiapatite substituída por fluoreto é resistente ao ataque ácido. Além disso, o fluoreto pode precipitar-se sob a forma de fluoreto de cálcio. O fluoreto de cálcio é adsorvido e ligado de forma solta à superfície do dente. Embora os investigadores tenham várias opiniões sobre este fluoreto de cálcio solto na cavidade oral, muitos aceitam que o fluoreto de cálcio pode atuar como um depósito e libertar iões de fluoreto num ambiente ácido para formar fluorohidroxiapatite de forma estável. O flúor a uma concentração elevada tem efeitos antimicrobianos nas bactérias cariogénicas. Os iões de flúor podem ligar-se a enzimas bacterianas para inibir o metabolismo dos hidratos de carbono das bactérias acidogénicas, bem como a sua absorção de açúcar. Os investigadores aceitam geralmente que a prata e o flúor têm um efeito sinérgico na contenção das cáries. As revisões concluíram que o SDF inibe a formação de biofilme, promove a remineralização, contraria a desmineralização, previne a degradação do colagénio e oclui os túbulos dentinários. Estas propriedades desejáveis do SDF tornam-no um agente eficaz para o tratamento da cárie dentária e da hipersensibilidade da dentina. A maioria das soluções de SDF são alcalinas com um valor de pH de 9-10. A forte alcalinidade contribui para a inibição das actividades proteolíticas das colagenases, que podem decompor o colagénio da dentina. Para reduzir o risco de irritação gengival, o fabricante produziu uma solução de fluoreto de prata sem amoníaco (Riva Star Aqua). A alcalinidade do Riva Star é muito elevada, com um valor de pH de cerca de 13, o que pode queimar a gengiva. Como o Riva Star Aqua é uma solução aquosa de fluoreto de prata sem a base de amoníaco, tem melhor sabor e cheiro do que o Riva Star.

- **O SDF inibe o crescimento bacteriano e a formação de biofilme.**

O SDF inibe o crescimento de bactérias cariogénicas. A concentração inibitória mínima e a concentração bactericida mínima do SDF para S. mutans são inferiores às do nitrato de amónio de prata e do fluoreto de sódio, mostrando que o SDF é mais eficaz do que o nitrato de amónio de prata e o fluoreto de sódio na inibição do crescimento bacteriano. O SDF possui uma forte ação antimicrobiana contra S. mutans, A. naeslundii e L. acidophilus. O S. mutans é um importante agente patogénico associado à iniciação e progressão de lesões cariosas. O SDF pode inibir a aderência e o crescimento de S. mutans na superfície de lesões cariosas. O L. acidophilus é frequentemente encontrado em abundância nas lesões cariosas da dentina. A. naeslundii pode invadir rapidamente os túbulos dentinários e é atribuída ao desenvolvimento de cáries radiculares. Estudos demonstraram que o SDF inibiu o crescimento de biofilmes cariogénicos multiespécies contendo S. mutans, A. naeslundii e L. acidophilus na superfície do dente, bem como o biofilme de E. faecalis nos canais radiculares. Um estudo in vitro encontrou partículas de prata, juntamente com bactérias mortas na superfície da dentina após a aplicação do SDF. Embora o SDF seja um antibacteriano, dois estudos ex vivo não encontraram alterações significativas no microbioma global das lesões cariosas tratadas com SDF. No entanto, estes dois estudos tinham um tamanho de amostra pequeno, e são necessários mais estudos clínicos bem concebidos para validar os resultados.

- **O SDF promove a remineralização e contraria a desmineralização**

As lesões cariosas tratadas com SDF apresentam geralmente uma superfície negra e dura. Esta observação clínica é corroborada por um estudo ex vivo que relatou um aumento da microdureza da camada superficial da dentina após a aplicação do SDF. Estudos laboratoriais revelaram que a camada superficial das lesões cariosas da dentina era rica em cálcio e fósforo após o tratamento com SDF. A saliva é supersaturada com cálcio e fosfato. Na presença da saliva, o SDF promove a remineralização dos dentes na cavidade oral quando o valor do pH é superior a 5,5. O SDF também inibe a dissolução do cálcio da hidroxiapatite e impede a desmineralização do esmalte e da dentina. Um estudo concluiu que as lesões cariosas do esmalte, após a aplicação do SDF, apresentavam uma perda mineral significativamente menor em comparação com as lesões sem tratamento com SDF. A placa bacteriana nas superfícies dos dentes absorve o flúor após a aplicação do SDF. Quando as bactérias produzem ácidos, o flúor no fluido da placa, juntamente com os ácidos produzidos, penetra na subsuperfície do esmalte.

O fluoreto é adsorvido à superfície do cristal e protege-o da dissolução. Para além disso, o fluoreto de cálcio, o fosfato de prata e a proteína de prata podem formar-se e precipitar na superfície da dentina após a aplicação do SDF. Um estudo mostrou que estes precipitados desenvolveram estruturas granulares densas de grãos esféricos na área inter-tubular da dentina e orifícios ocluídos dos túbulos dentinários. Os precipitados com elevado teor de prata e fósforo diminuíram a perda de cálcio e fósforo das lesões cariosas da dentina. Embora o fosfato de prata se forme nos precipitados, é relativamente instável, e o cloreto de prata substitui-o. Isto deve-se ao facto de o produto de solubilidade do cloreto de prata ser inferior ao do fosfato de prata.

- **O SDF inativa a atividade proteolítica e previne a degradação do colagénio**

A patogénese da cárie do esmalte e da cárie da dentina não é a mesma. O esmalte é predominantemente constituído por hidroxiapatite mineral (95%) com vestígios (> 1%) de matéria orgânica em percentagem do peso. A dentina contém aproximadamente 70% de mineral em peso, principalmente hidroxiapatite; 20% de matriz orgânica, principalmente colagénio tipo I; e 10% de fluido. O colagénio tipo I na dentina forma uma espinha dorsal estrutural que mantém a hidroxiapatite unida. Num ambiente ácido, como uma lesão cariosa ativa, ou quando as bactérias cariogénicas produzem ácido lático, são activadas colagenases que destroem o colagénio da dentina. O SDF tem um efeito inibidor sobre as colagenases, tais como as metaloproteinases da matriz (MMPs) e as cisteína catepsinas. As MMPs são endopeptidases que se encontram na matriz da dentina e na saliva. As MMPs, em particular a MMP-2 (gelatinase A), a MMP-8 (colagenases de neutrófilos) e a MMP-9 (gelatinase B), desempenham um papel crucial na degradação do colagénio nas lesões cariosas. As catepsinas de cisteína são enzimas proteolíticas encontradas nas lesões cariosas da dentina e na polpa dentária. A catepsina B pode quebrar os colagénios e a catepsina K pode catabolizar o colagénio. A ativação das MMPs e das cisteína catepsinas contribui para a degradação do colagénio nas lesões cariosas da dentina. A inativação das colagenases e a prevenção da degradação do colagénio contribuem para a paragem das lesões cariosas utilizando SDF.

- **O SDF oclui os túbulos dentinários e promove a formação de dentina terciária**

A fluorohidroxiapatite produzida após a aplicação do SDF promove a remineralização, que pode bloquear ou diminuir o diâmetro dos túbulos, resultando no alívio da hipersensibilidade da dentina. A prata também se precipita como sais de prata na superfície da dentina e dentro dos túbulos dentinários após a aplicação do SDF. Estudos descobriram que os depósitos de prata podem penetrar profundamente nos túbulos dentinários. Os principais precipitados minerais que se formam após a aplicação do SDF são os fosfatos de cálcio e os sais de prata. Os fosfatos de cálcio podem ser precipitados em forma de agulha que contêm cálcio, flúor e fósforo. Os sais de prata podem ser cristais que contêm prata e cloreto. Um estudo descobriu que as partículas precipitadas se tornaram angulares e maiores, sugerindo a presença de cristalização secundária. Embora o SDF possa penetrar muito profundamente na dentina através de túbulos dentinários patentes, uma revisão sistemática concluiu que o SDF não causou qualquer resposta inflamatória ou causou uma resposta inflamatória ligeira na polpa dentária, apesar de a dentina remanescente ser fina (0,25-0,50 mm). Um estudo observou um aumento da atividade celular dos odontoblastos na polpa dentária com a formação de dentina terciária após a aplicação do SDF. Até o momento, pouco se sabe sobre a presença de bactérias no complexo dentina-polpa quando o SDF é aplicado em lesões cariosas profundas. Um relato de caso não encontrou microorganismos viáveis na dentina ou no interior da polpa dentária após a aplicação do SDF .[14]

PROCEDIMENTO DE PREPARAÇÃO E DIFERENTES CONCENTRAÇÕES DE FLUORETO DE DIAMINA DE PRATA DISPONÍVEIS NO MERCADO

A preparação do fluoreto de diamina de prata (SDF) envolve normalmente a síntese química num ambiente laboratorial. Aqui está uma visão geral simplificada do processo:

1. **Materiais de base:** Os principais materiais de partida para a síntese de SDF são o nitrato de prata ($AgNO_3$) e o ácido fluorídrico (HF). Ambos são produtos químicos disponíveis comercialmente, utilizados em várias aplicações industriais e laboratoriais.

2. Reação de síntese:

- Num ambiente controlado, como uma hotte, prepara-se uma solução de nitrato de prata dissolvendo-a em água. Esta solução serve como fonte de iões de prata (Ag^+).

- O ácido fluorídrico, que é extremamente corrosivo e requer um manuseamento cuidadoso, é então adicionado à solução de nitrato de prata. A reação entre o nitrato de prata e o ácido fluorídrico resulta na formação de fluoreto de prata (AgF) e ácido nítrico (HNO_3) como subprodutos.

- O produto de fluoreto de prata é então tratado com fluoreto de amónio (NH_4F), que actua como uma fonte de iões fluoreto, para o converter em fluoreto de diamina de prata ($Ag(NH_3)2F$).

3. Purificação:

- A solução sintetizada de fluoreto de diamina de prata pode ser submetida a etapas de purificação para remover impurezas e garantir a concentração e a qualidade desejadas.
- Os métodos de purificação podem incluir técnicas de filtração, destilação ou precipitação química para separar o composto desejado dos subprodutos ou dos materiais de partida que não reagiram.

4. **Ajuste da concentração:** A concentração da solução final de SDF pode ser ajustada em função das necessidades da aplicação pretendida e do efeito terapêutico desejado. Isto pode envolver a diluição com água ou a concentração por evaporação em condições controladas.

5. **Controlo de qualidade:** Ao longo do processo de síntese, são implementadas medidas de controlo de qualidade para garantir a pureza, estabilidade e segurança do produto final. Isto pode envolver técnicas analíticas como espetroscopia, cromatografia e análise elementar para avaliar a composição e as caraterísticas da solução SDF.

6. **Embalagem e armazenamento:** Uma vez concluídos os processos de síntese e de controlo de qualidade, a solução de fluoreto de diamina de prata é embalada em recipientes adequados, normalmente garrafas de vidro âmbar ou frascos de plástico, para a proteger da luz e da humidade. São mantidas condições adequadas de rotulagem e armazenamento para garantir a estabilidade e o prazo de validade do produto.

É importante notar que a síntese do fluoreto de diamina de prata envolve o manuseamento de produtos químicos potencialmente perigosos e só deve ser efectuada por profissionais com formação adequada, seguindo os protocolos e regulamentos de segurança apropriados. Os produtos SDF disponíveis no mercado são normalmente fabricados por empresas químicas especializadas e fornecidos a profissionais de medicina dentária para utilização clínica.

A composição pode variar consoante as marcas e os fabricantes. O quadro 1 apresenta algumas das marcas de SDF disponíveis.

SDF (%)	Product brand	Manufacturer	Country	Ingredients	Package
10	Cariostatic	Inodon Laboratorio	Brazil	SDF	5-mL dropper bottle
12 and 30	Cariestop	Biodinamica	Brazil	Fluoridic acid, silver nitrate, ammonia	5-mL or 10-mL dropper bottle
30	Bioride	Dentsply	Brazil	SDF	5-mL dropper bottle
38	Fluoroplat	NAF laboratorio	Argentina	SDF	5-mL dropper bottle
38	Saforide	Toyo Seiyaku Kasei	Japan	SDF	5-mL dropper bottle
38	Advantage Arrest	Elevate Oral Care	United States	SDF	8-mL dropper bottle
38	e-SDF	Kids-e-dental, Mumbai	India	SDF	5-mL dropper bottle
38	FAgamin	Tedequim SRL	Argentina	SDF	5-mL dropper bottle
30-35	Riva Star	SDI Dental Ltd	Australia	Unit 1: silver, fluoride, ammonia; unit 2: potassium, iodine, methacrylates	Unit 1: 0.05 mL; unit 2: 0.10 mL

Quadro 1: Marcas disponíveis no mercado que fornecem SDF

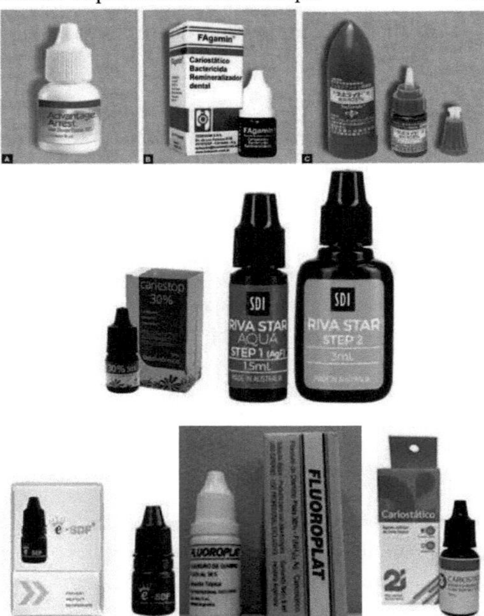

Figura 2: Marcas disponíveis no mercado que fornecem SDF

UTILIZAÇÕES DO FLUORETO DE DIAMINA DE PRATA

O diamino fluoreto de prata (SDF) é um tratamento dentário versátil que ganhou atenção pelas suas várias aplicações em medicina dentária. Eis alguns tipos diferentes de utilizações do fluoreto de diamina de prata:

1. Para a contenção de cáries:

Uma das principais utilizações do SDF é a paragem ou inibição da cárie dentária (cárie dentária). Quando aplicado topicamente nas cavidades, o SDF pode ajudar a parar a progressão da cárie, inibindo o crescimento de bactérias e promovendo a remineralização da estrutura dentária.

A abordagem mais comum para lidar com a cárie dentária consiste em utilizar uma peça de mão dentária rotativa, frequentemente considerada como uma "broca" pelos pacientes, ou utilizar escavadoras de colher afiadas para remover a dentina infetada. Uma dificuldade para o dentista, especialmente quando se trata de crianças pequenas, é o facto de a utilização de instrumentos rotativos convencionais ou a pressão da escavadora de colher serem frequentemente citados como desencadeadores do medo e da ansiedade do doente. Uma vez que o diamino fluoreto de prata tem a capacidade de travar a cárie, pode ser considerado como uma abordagem útil para lidar com estes pacientes jovens. Uma vez que o processo carioso é abrandado ou detido, a remoção da cárie será efectuada numa data posterior, quando a capacidade da criança para racionalizar o medo aumentar com a idade. Vários estudos mencionados abaixo apoiam esta implicação Hihara et al. (1994) no Japão, McDonald e Sheiham (1994) em Londres, Llodra et al. (2005) em Cuba, Braga et al. (2009) no Brasil e Yee et al. (2009) no Nepal descobriram que o SDF é significativamente eficaz na contenção de lesões de cárie cavitadas e incipientes. A contenção de cáries com 38% de SDF oferece uma alternativa quando o tratamento restaurador para dentes decíduos não é uma opção. A capacidade do SDF de deter a cárie em dentes decíduos anteriores de crianças pequenas Em crianças em idade pré-escolar, muitos dentes decíduos são atacados por cáries, e um grande número de crianças tem a chamada "cárie da primeira infância", que tem um curso agudo. No entanto, o tratamento destes dentes decíduos cariados envolve muitas dificuldades, pelo que, atualmente, a maioria dos pacientes não é tratada. Os dentes decíduos não só desempenham um papel importante na erupção e crescimento normais dos dentes permanentes, como também são essenciais para o crescimento do osso maxilar, ou seja, para o crescimento e desenvolvimento da face. Deste ponto de vista, pode ser razoável sacrificar o fator estético até um certo ponto, se o progresso da cárie dentária puder ser travado pela aplicação da solução [55].

A abordagem anterior à cárie galopante consistia em remover a dentina possivelmente cariada e utilizar o óxido de zinco eugenol como restauração temporária. Infelizmente, o padrão de cárie é tão irregular que o óxido de zinco eugenol não pode ser retido. O SDF pode ser uma alternativa melhor para o mesmo caso. Nishino et al. (1969) e Moritani et al. (1970) encontraram menor incremento de cárie em crianças que receberam SDF em comparação com aquelas sem terapia SDF, também casos muito raros se queixaram da dor por ar frio ou quente, ou fricção e que as cavidades foram interrompidas seu progresso. Chu, Lo e Lin (2002) verificaram que o FDS foi eficaz na contenção da cárie dentária em dentes anteriores primários de crianças em idade pré-escolar num Programa Comunitário de Controlo da Cárie [37,38].

As fossas e fissuras são mais susceptíveis à cárie dentária do que a superfície lisa por razões morfológicas. Também é difícil limpar as fossas e fissuras com uma escova de dentes. Embora seja difícil descobrir lesões incipientes nas fossas e fissuras, a aplicação tópica de flúor revela-se muito menos eficaz na prevenção da cárie das fossas e fissuras do que na superfície lisa. De acordo com Sato et al. (1970), devido à sua propriedade antibacteriana e preventiva de cáries, o SDF pode ser eficaz na prevenção de cáries de fossas e fissuras dos primeiros molares. Nishino e Massler (1977) em seu estudo mencionaram que o escore de cárie dos dentes tratados com fluoreto de $Ag(NH_3)2$ foi significativamente menor do que as fissuras tratadas com SnF2 8% ou $Ag(NO)_3$. Precauções: Devido ao preto acinzentado e à mancha preta na fossa e na fissura, o SDF pode ser confundido com cárie incipiente, pelo que a aplicação deve ser registada. Para evitar cáries secundárias, a verdadeira adesão tem sido o "Santo Graal" dos materiais de restauração dentária durante muitas décadas. Uma vez que a maioria dos materiais de restauração utilizados atualmente em medicina dentária geral adere verdadeiramente à estrutura dentária ou é completamente insolúvel em fluidos orais, a saliva, as bactérias e os restos de comida penetram através do espaço entre as paredes da cavidade e os materiais de restauração. Assim, a parede da cavidade pode estar sempre em perigo de cárie recorrente. Por conseguinte, para inibir a cárie recorrente, a resistência da parede da cavidade à cárie deve ser aumentada. Shimizu e Kawagoe (1976) não encontraram cáries recorrentes em restaurações de amálgama em dentes decíduos pré-tratados com SDF após 26 meses. Para travar a cárie radicular, estudos epidemiológicos demonstraram que a incidência de cárie radicular aumenta com a idade e que a prevalência de cárie radicular nos idosos é elevada. Dois estudos diferentes realizados por Tan et al. (2010) e Zang et al. (2013) mencionaram que, devido à sua elevada capacidade de travar a cárie dentária, a aplicação anual de SDF é bastante eficaz para travar a cárie nas superfícies radiculares. Para dessensibilizar os dentes sensíveis, como sugerido por Gottlieb, existe um fator comum entre o mecanismo de dessensibilização da dentina hipersensível e a detenção da cárie dentária e pode ser possível avaliar o efeito de detenção da cárie de um agente em termos da ação dessensibilizante. Como o SDF tem a capacidade de ocluir o túbulo dentinário, pode dar resultados promissores em pacientes com hipersensibilidade dentinária. Hatsuyama et al. (1967), Murase et al. (1969) e Kimura et al. (1971) demonstraram que o ($Ag(NH_3)2F$) foi o mais eficaz contra a erosão e a abrasão, seguido de dentina hipersensível a sensações mecânicas, de frio e de calor. Também foi sugerido que a aplicação repetida 4 vezes foi a mais adequada e que não foi possível obter mais nenhum efeito dessensibilizante. Assim, é necessária mais investigação para avaliar a hipótese. Santos et al. examinaram se, para crianças desfavorecidas com cáries, o tratamento com 30% de SDF dá melhores resultados do que a técnica de restauração intermédia (IRT) (cimento de ionómero de vidro [GIC]) para a detenção de cáries. Após 1 ano, a técnica SDF mostrou melhores resultados do que a IRT para a detenção de cáries em dentes decíduos, indicando que a sua utilização em comunidades desfavorecidas pode justificar uma mudança de paradigma na odontopediatria. Como agente fluoretado tópico para prevenção de cáries O diamino fluoreto de prata também pode ser utilizado como agente fluoretado tópico. Como tem a propriedade de reduzir a contagem de S. Mutans, também pode prevenir o início da cárie e a remineralização da lesão cariosa incipiente.

Dois estudos in vitro mostraram resultados contraditórios:

Inicialmente, Suzuki et al. avaliaram que a concentração de fluoreto do esmalte tratado com SDF era semelhante à do fluoreto de sódio e do fluoreto estanoso. A razão percentual entre a concentração de flúor retido e a de flúor absorvido foi maior quando o esmalte foi tratado com SDF. Por outro lado, Delbem et al. verificaram que o verniz fluoretado era mais eficaz na redução da desmineralização da superfície do esmalte e da profundidade da lesão de cárie do que a solução SDF. São necessários mais estudos para concluir a absorção de flúor pelo esmalte a partir do SDF. Restaurações e fluoreto de diamina de prata Um estudo in vitro realizado no Japão mostrou que o SDF afectava negativamente a resistência à tração de dentes de bovino a varetas de aço, quando era utilizado cimento adesivo à base de resina. No entanto, recentemente, Quock et al. verificaram que o SDF não afecta negativamente a resistência de união de um compósito de resina à dentina não cariada, ao contrário de outro estudo in vitro realizado no Japão, que concluiu que o SDF aumenta a resistência de união do GIC à dentina bovina. Ainda assim, é necessária uma investigação mais detalhada para verificar o efeito do SDF em diferentes tipos de restaurações .[12]
De um modo geral, o diamino fluoreto de prata oferece uma opção de tratamento adjuvante valiosa em medicina dentária, proporcionando aos médicos uma abordagem eficaz e minimamente invasiva para a gestão da cárie dentária e para outros problemas de saúde oral. A sua versatilidade e facilidade de utilização tornam-no uma ferramenta importante nos cuidados dentários preventivos e restauradores. Llodra et al. (2005) efectuaram um ensaio clínico de 36 meses que concluiu que o SDF reduziu significativamente as cáries nos dentes decíduos e nos primeiros molares permanentes de crianças em idade escolar. Outro estudo realizado por Zhi, Lo e Lin (2012) comparou a eficácia do SDF com a do cimento de ionómero de vidro em crianças em idade pré-escolar, concluindo que o SDF é superior na contenção da cárie dentária[51] .Os estudos sobre a eficácia do diamino fluoreto de prata (SDF) na contenção da cárie dentária têm mostrado resultados promissores, com várias contribuições notáveis de investigadores na área. Por exemplo, um ensaio clínico randomizado realizado por Fung et al. (2017) comparou a eficácia de 12% e 38% de SDF na contenção de cáries em dentes decíduos, concluindo que a concentração mais alta foi significativamente mais eficaz. Da mesma forma, Gao et al. (2020) demonstraram que o SDF, quando utilizado com outros produtos fluoretados, detém eficazmente a cárie na primeira infância .[10]

Chelsea Mitchell et al, em 2021, realizaram um estudo para determinar a paragem das lesões de cárie da superfície radicular em adultos mais velhos quando os dentes foram tratados topicamente com 38 % de fluoreto de diamina de prata (SDF). Métodos: O estudo foi uma série de casos prospetiva, num único centro. Os pacientes eram 62 adultos mais velhos (idade 2:55 anos) que procuraram tratamento numa clínica de medicina dentária. Para ser incluído, o paciente tinha de ter pelo menos uma lesão de cárie radicular ativa. As lesões foram enxaguadas e depois secas com ar, isoladas e depois foi aplicado SDF a 38% durante dois minutos com um microbrush. As lesões tratadas foram reavaliadas ao fim de 2-3 semanas. O tratamento foi repetido de seis em seis meses. Foram utilizados métodos de análise de sobrevivência para dados agrupados para estimar a probabilidade de paragem da lesão de cárie ao longo do tempo, separadamente para as superfícies da raiz e para as margens da coroa. Resultados: Cinquenta e cinco participantes voltaram para o acompanhamento (44% do sexo feminino, idade média (DP) 79,8 (7,4)). A probabilidade de uma lesão parar com o tratamento variou entre 82,9 e 91,6%. As taxas de paragem aos 18 meses foram ligeiramente mais elevadas nas superfícies radiculares do que em torno das margens da coroa, 91,6 % (95 % CI 69,1-97,1) versus 89,8 % (95 % CI 71,6- 96,3). Todas as lesões de furca (n = 7) foram detidas aos 6 meses, 100 % (95 % CI 59-100). Conclusão e significado clínico: A aplicação repetida de 38% de SDF em intervalos de 6 meses foi eficaz na contenção da cárie de lesões da superfície da raiz e de lesões à volta das coroas em adultos mais velhos. Os resultados do estudo apoiam o tratamento com SDF para pacientes adultos mais velhos que são frágeis e residem em lares de idosos ou instalações de vida dependente .[14]

Nour Ammar et al, em 2022, realizaram um estudo para avaliar o efeito antibacteriano da FDN em relação à atividade de cárie em lesões de cárie da dentina, bem como para investigar a alteração nos níveis bacterianos da saliva em dentes decíduos em comparação com a FDN após 1 e 3 meses. Materiais e métodos: Cinquenta crianças com idades entre os 4 e os 6 anos com lesões de cárie dentária activas (pontuação 5 de acordo com os critérios do Sistema Internacional de Deteção e Avaliação (ICDAS II)) foram incluídas no estudo. Foram distribuídas igual e aleatoriamente em 2 grupos: um grupo que recebeu NSF e um grupo de controlo que recebeu tratamento SDF.

2. Para a hipersensibilidade dentinária:

O SDF pode ser utilizado para aliviar a sensibilidade dentária causada por condições como a hipersensibilidade da dentina ou superfícies radiculares expostas. A aplicação de SDF pode ajudar a selar os túbulos dentinários abertos, reduzindo a sensibilidade a estímulos quentes, frios ou ácidos. Os estudos sobre o diamino fluoreto de prata (SDF) destacaram a sua eficácia na gestão da dessensibilização dentária. Seguem-se alguns dos principais estudos e revisões sobre o tema, incluindo os nomes dos autores. Os dentistas utilizam o SDF para dessensibilizar dentes hipersensíveis, controlar cáries dentárias, remineralizar molares hipomineralizados, desinfetar canais radiculares, controlar a erosão dentária e tratar a gengivite grosseira. Eles preferem a terapia com SDF devido às suas amplas vantagens. Em primeiro lugar, o SDF é eficaz na contenção da cárie. Por conseguinte, pode ser utilizado como tratamento não restaurador da cárie para controlar a dor e a infeção. Em segundo lugar, é pouco dispendioso. Vários fabricantes produzem SDF a um custo acessível. Terceiro, a terapia com SDF é simples. A simplicidade da terapia com SDF permite que dentistas, médicos e outros profissionais de saúde qualificados, como higienistas, apliquem o SDF com uma formação simples. Quarto, a terapia com SDF é indolor. Tratamento da hipersensibilidade da dentina A hipersensibilidade da dentina surge das superfícies de dentina expostas em resposta a estímulos como o frio e o tato. A hipersensibilidade da dentina pode

resultar em dor e desconforto graves e persistentes. Estudos laboratoriais encontraram evidências de oclusão dos túbulos dentinários da dentina após a aplicação do SDF. Estudos clínicos mostraram que a aplicação tópica de SDF aliviou a dor em adultos com dentes permanentes hipersensíveis no prazo de uma semana. Foi desenvolvido um gel de SDF a 38% para oferecer aos clínicos um melhor controlo da área de aplicação no dente hipersensível. Duas revisões concluíram que a aplicação anual de SDF a 38% era o tratamento mais eficaz entre os diferentes tratamentos para a prevenção de cáries radiculares.
Remineralização de molares hipomineralizados A hipomineralização dos dentes é um defeito de desenvolvimento que geralmente afecta os incisivos permanentes e os primeiros molares. Opacidades bem demarcadas, que podem ser de cor branca calcária a castanha escura, caracterizam clinicamente os dentes hipomineralizados. Histologicamente, as opacidades são porosas e localizadas na parte interna do esmalte. As crianças com dentes hipomineralizados sofrem frequentemente de hipersensibilidade grave devido ao rápido desgaste dos dentes e à exposição da dentina. Também têm um risco elevado de cáries devido ao esmalte defeituoso nos dentes hipomineralizados. O SDF é uma terapia simples, indolor e não-invasiva para o tratamento de dentes hipomineralizados. A aplicação do SDF dessensibiliza eficazmente um dente hipomineralizado e impede rapidamente a formação de lesões de cárie. Um estudo clínico revelou que a aplicação bianual de SDF impediu o desenvolvimento de cáries e reduziu a hipersensibilidade da dentina em molares hipomineralizados. O estudo concluiu que a aplicação contínua do SDF através de aplicações repetidas em dentes hipomineralizados proporciona um alívio profundo e duradouro da hipersensibilidade da dentina. Rosenblatt, A., Stamford, T.C.M., & Niederman, R., em 2009, analisaram a eficácia do SDF na gestão da cárie e o seu potencial como um agente poderoso na odontologia de saúde pública, destacando a sua utilização na contenção da cárie e na redução da hipersensibilidade dentinária. Llodra, J.C.et al., num ensaio clínico de 2005, examinaram a eficácia a longo prazo do FDS na redução da cárie em dentes decíduos e primeiros molares permanentes, fornecendo provas dos seus benefícios sustentados na contenção da cárie e na dessensibilização[51] . Seifo, N. et al. em 2020 fez uma revisão geral das evidências consolidadas de vários estudos sobre o uso do SDF para o tratamento de cáries, discutindo a sua eficácia clínica, segurança e o potencial para reduzir a hipersensibilidade dentinária.

Érica Torres de Almeida Piovesan, em 2023, realizou um estudo para avaliar a eficácia clínica (redução da sensibilidade) e a segurança (danos gengivais) do diamino fluoreto de prata (SDF) como dessensibilizante dentário para adultos. A estratégia de pesquisa foi desenvolvida e adaptada a partir de 12 bases de dados. Dois revisores independentes selecionaram os estudos em consenso com um terceiro revisor. Foram incluídos ensaios clínicos randomizados com voluntários adultos afectados por hipersensibilidade dentinária (HD) e que receberam tratamento com SDF. Foram excluídos os estudos com voluntários que estavam a testar produtos de branqueamento dentário, a utilizar algum tipo de dessensibilizante ou a tomar medicação analgésica ou anti-inflamatória. O risco de viés foi avaliado de acordo com a ferramenta RoB 2, e a confiança na evidência cumulativa, de acordo com o GRADE. Apenas 3 artigos foram incluídos. A dor média avaliada através da escala visual analógica foi menor nos grupos de FDS do que nos grupos de controlo a curto prazo (24 horas a 7 dias) (P=0,0134 e P=0,0015) dos dois estudos. O terceiro estudo avaliou uma combinação de SDF e um laser de CO2, em comparação com a utilização de apenas SDF, e não encontrou qualquer diferença estatística entre os dois (P=0,74). A inflamação e a coloração gengival também foram avaliadas em dois dos três estudos. Não foram registados efeitos adversos. Todos os estudos incluídos tinham um elevado risco de viés e a certeza da evidência era muito baixa[16] . Estes estudos apoiam coletivamente a utilização do diamino fluoreto de prata como uma intervenção eficaz para travar a cárie dentária e reduzir a dessensibilização dentária, oferecendo benefícios significativos tanto em contextos clínicos como de saúde pública.

3. Utilizado como agente de capeamento indireto da pasta de papel:

Como agente de capeamento pulpar indireto, tal como descrito por Yamaga et al. se o SDF for aplicado na presença de dentina amolecida, irá parar o progresso subsequente da cárie dentária. Este facto pode ser considerado c o m o indicando que, no caso de permanecer uma pequena quantidade de dentina amolecida após a preparação de cavidades ou dentes pilares, ou quando a dentina amolecida não pode ser completamente removida devido ao risco de expor a polpa, a aplicação de SDF torna a dentina amolecida residual inofensiva. Em experiências com animais, o SDF não exerceu qualquer efeito grave a nível histológico na polpa, quando aplicado em cavidades de média profundidade, e quando aplicado em dentes decíduos humanos com cáries dentárias moderadas, o agente não exerceu qualquer sintoma clínico. Chu e Lo, no seu artigo de revisão, também propuseram a utilização do SDF como agente de travagem da cárie na técnica de restauração atraumática e como agente de capeamento pulpar indireto (IPC). Até à data, não foi encontrado nenhum estudo relatado neste sentido em dentes decíduos. Gupta et al. (2011), no seu estudo in vitro, verificaram que a zona de inibição bacteriana mais elevada foi encontrada com o SDF[37,38]. Parte in vivo do mesmo estudo realizado por Sinha et al. e foi mencionado que o SDF tem eficácia remineralizante, reendurecedora e antimicrobiana e, por conseguinte, pode atuar como material IPC eficaz. O autor já iniciou um estudo neste sentido, que ainda não foi publicado. Os resultados de um ano de acompanhamento após a aplicação de SDF como agente de IPC não mostraram qualquer efeito adverso na polpa e foi encontrado alívio do sintoma de pulpite reversível. Como agente de uma técnica restauradora atraumática, Quock et al. propuseram a hipótese de uma sensação de "drill less". Uma obturação sem broca envolverá a utilização de SDF (38%) para travar e prevenir a cárie dentária, seguida de restauração com um material de obturação colado para obter um selamento adequado nas margens da lesão. Chu, C.H., Lo, E.C., & Cheung, G.S., em 2002, realizaram um estudo e avaliaram a eficácia do SDF em comparação com o verniz de fluoreto de sódio na contenção da cárie dentária. Os resultados sugerem que o SDF pode ser benéfico na gestão de cáries perto da polpa, ajudando assim na preservação da polpa[37,38].

Gao, S.S.et al, em 2016, efectuou uma revisão sistemática que consolida os resultados de vários ensaios clínicos sobre a utilização de SDF na contenção de cáries em crianças. Inclui discussões sobre como a aplicação do SDF pode ajudar na terapia pulpar indireta, travando a cárie e prevenindo mais danos na polpa .[10]

Ruff, R.R., Niederman, R. em 2018 mostraram que as evidências que apoiam o uso do SDF na detenção de cáries e suas implicações para a terapia da polpa dentária. Discute como o

SDF pode ser integrado na prática clínica para gerir lesões cariosas profundas e proteger a polpa de mais danos. Bordoni, N., Caprioglio, C., & Ferrari, M. em 2020 cobriu várias aplicações do SDF em odontopediatria, incluindo a sua utilização na terapia pulpar indireta. Discutiu como o SDF pode servir como uma opção minimamente invasiva no gerenciamento de lesões cariosas profundas e na proteção da polpa dentária. Ahmed Zaeneldin et al em 2022 realizaram um estudo para rever sistematicamente a resposta da polpa dentária ao tratamento com fluoreto de diamina de prata (SDF), incluindo a resposta inflamatória, a atividade das células pulpares, a dentinogénese, a penetração da prata e a presença de bactérias na polpa dentária. Dados: Foram incluídos estudos in vitro, estudos em animais, estudos clínicos e relatos de casos sobre a utilização do SDF na polpa dentária vital. Foi efectuada uma avaliação da qualidade dos estudos incluídos. Foi realizada uma síntese narrativa dos dados recolhidos. Fontes: Foi realizada uma pesquisa sistemática nas bases de dados ProQuest, PubMed, SCOPUS e Web of Science para artigos publicados desde o início até 1 de novembro de 2021. Seleção de estudos: A pesquisa inicial identificou 1.433 publicações, das quais cinco publicações atenderam aos critérios de inclusão. Essas cinco publicações relataram o efeito da aplicação direta/indireta do SDF na polpa vital de um total de 30 dentes. A aplicação direta do SDF na polpa vital causou necrose pulpar. A aplicação indireta do FDS não provocou qualquer resposta inflamatória ou provocou uma resposta inflamatória ligeira da polpa dentária. Os odontoblastos na polpa dentária mostraram aumento da atividade celular. A dentina terciária formou-se no lado pulpar da cavidade com a aplicação indireta do SDF. As linhas incrementais acentuadas da dentina terciária reflectiam perturbações na mineralização. Verificou-se que os iões de prata penetram ao longo dos túbulos dentinários, mas não foram detectados no interior da polpa .[15]

4. Utilizado como irrigante de canais radiculares:

Para o tratamento de canais radiculares infectados, tem sido habitualmente utilizada uma solução de nitrato de prata amoniado. Tanaka demonstrou que uma solução aquosa de AgF tem poderosas acções desinfectantes e de coagulação de proteínas, tendo também uma ação consideravelmente potente, que oclui os túbulos dentinários da parede do canal radicular em termos de resistência eléctrica. Okamoto et al. verificaram que a aplicação da solução SDF reduziu consideravelmente o número de tratamentos necessários. Hiraishi et al. (2010) mencionaram que o SDF 3,8% tem potencial para ser usado como irrigante antimicrobiano do canal radicular ou curativo entre consultas, especialmente em locais em que o potencial escurecimento da dentina pela prata metálica não é uma grande preocupação. Mathew et al. (2012) descobriram que o SDF como irrigante endodôntico pode efetivamente remover os micróbios presentes no canal e na dentina circumpulpar. 1. O SDF pode ser utilizado para combater o problema da cárie em programas comunitários de saúde dentária nos países em desenvolvimento. As principais vantagens, tal como referido por Bedi e Infirri (1999), são as seguintes: Controlo da dor e da infeção, o SDF é eficaz na interrupção da progressão da cárie que, se não for tratada, causará dor e infeção.Custo acessível: o custo do tratamento com FDS é baixo e deve ser acessível na maioria das comunidades. Os procedimentos são simples. Isto permite que os profissionais não dentários, incluindo os trabalhadores dos cuidados de saúde primários, sejam facilmente treinados para aplicar o FDS nas crianças, sendo necessário um apoio mínimo.

Estes estudos realçam coletivamente o potencial do diamino fluoreto de prata como tratamento adjuvante na terapia da polpa dentária, particularmente na contenção de cáries e na proteção da polpa dentária de uma maior deterioração.

5. Em pacientes com elevado risco de cárie:

O SDF é particularmente benéfico para doentes com elevado risco de desenvolver cáries dentárias, tais como crianças, idosos e doentes com deficiências. Pode ser utilizado como uma medida preventiva para proteger os dentes vulneráveis da cárie. Aqui estão alguns estudos notáveis sobre o uso do diamino fluoreto de prata (SDF) em pacientes com alto risco de cárie, juntamente com os nomes dos autores:

Chu, C.H. et al. em 2002 compararam a eficácia do SDF e do verniz de fluoreto de sódio na contenção de cáries dentárias em crianças pré-escolares de alto risco, mostrando que o SDF é mais eficaz na contenção de cáries .[37]

Llodra, J.C.et al., em 2005, estudaram a utilização do SDF em crianças em idade escolar com elevado risco de cárie, demonstrando uma redução significativa da cárie nos dentes decíduos e nos primeiros molares permanentes durante um período de 36 meses .[51]

Yee, R. et al. em 2009 estudaram e avaliaram a eficácia do SDF na contenção de cáries em populações de alto risco, particularmente em comunidades desfavorecidas, mostrando taxas substanciais de contenção de cáries[55].

Milgrom, P., Ly, K.A., Tut, O., Mancl, L., & Roberts, M.C. em 2009 pesquisaram e incluíram um segmento que compara a eficácia do SDF na contenção de cáries com outras intervenções em pacientes pediátricos de alto risco de cárie, destacando a eficácia do SDF.

Zhi, Q.H., & Lin, H.C., em 2012, realizaram um estudo sobre um ensaio clínico aleatório que compara a eficácia do SDF e do ionómero de vidro na detenção de cáries dentárias em crianças pré-escolares de alto risco, demonstrando o desempenho superior do SDF[46] . Gao, S.S.et al em 2016 faz uma revisão sistemática que compila dados de vários ensaios clínicos sobre a utilização do SDF em crianças com elevado risco de cárie, afirmando a sua eficácia e segurança na detenção de cáries .[10]

Estes estudos demonstram a eficácia do diamino fluoreto de prata no controlo e na contenção das cáries em populações de pacientes de alto risco, oferecendo benefícios substanciais nos cuidados dentários preventivos [10].

6. Utilizado em tratamentos não invasivos:

O SDF oferece uma opção de tratamento não invasiva para o controlo das cáries dentárias, especialmente em pacientes que podem ter dificuldade em tolerar os procedimentos dentários tradicionais, como a perfuração e a obturação. A sua aplicação requer um tempo mínimo de cadeira e é geralmente bem tolerada pelos pacientes.

O diamino fluoreto de prata (SDF) é amplamente reconhecido pelo seu papel no tratamento não invasivo da cárie dentária. Aqui estão alguns estudos notáveis sobre este tópico, incluindo os nomes dos autores:

Chu, C.H. et al, em 2002, estudaram e compararam a eficácia do SDF e do verniz de fluoreto de sódio na contenção de cáries dentárias em crianças em idade pré-escolar. O estudo demonstra a eficácia superior do SDF de uma forma não invasiva .[38]

Gao, S.S.et al., em 2016, apresentou evidências de vários ensaios clínicos, destacando a eficácia do SDF no tratamento não invasivo de cáries em crianças .[10]

Horst, J.A., & Ellenikiotis, H., em 2016, exploraram o impacto do SDF na detenção de cáries, na aceitação da criança e na ansiedade dentária, apoiando a sua utilização como uma opção de tratamento não invasiva que melhora a experiência do paciente.

Chibinski, A.C.R. et al, em 2017, fizeram uma revisão e meta-análise que confirmam a eficácia do SDF no controlo da progressão da cárie em dentes decíduos, reforçando o seu papel como método de tratamento não invasivo .[54]

Slayton, R.L. et al, em 2018, analisou os tratamentos não restauradores para lesões cariosas, incluindo a utilização de SDF, e fornece recomendações baseadas em evidências para a sua aplicação na prática clínica.

Crystal, Y.O., & Niederman, R., em 2019, discutiram a aplicação do SDF no tratamento de cáries de forma não invasiva em pacientes pediátricos, incluindo considerações sobre seu uso e benefícios. - O tratamento não requer equipamentos caros ou infraestrutura de apoio, como água encanada e eletricidade.

Procedimento não invasivo o tratamento não é invasivo e, por conseguinte, o risco de propagação da infeção é muito baixo.(Shalin Shah 2014)

Estes estudos realçam a eficácia e os benefícios do SDF no tratamento não invasivo da cárie, particularmente em pacientes pediátricos, prevenindo a progressão da cárie e reduzindo a necessidade de procedimentos dentários mais invasivos.

7. Em Tratamento Preventivo:

Para além das suas utilizações terapêuticas, o SDF também pode servir como tratamento preventivo para inibir o início e a progressão da cárie dentária. A aplicação regular do SDF nos dentes em risco pode ajudar a manter a saúde oral e prevenir o desenvolvimento de novas cáries. Aqui está uma lista dos principais estudos sobre o uso do diamino fluoreto de prata (SDF) para o tratamento preventivo da cárie dentária, organizados por ano e incluindo os nomes dos autores:
Llodra, J.C. et al., em 2005, efectuaram um ensaio clínico a longo prazo para avaliar a eficácia do SDF na prevenção de cáries nos dentes decíduos e nos primeiros molares permanentes durante um período de 36 meses. Chu, C.H., Lo, E.C., & Lin, H.C. 2002 compararam o SDF com o verniz de fluoreto de sódio na prevenção de cáries em crianças em

idade pré-escolar, destacando os efeitos preventivos superiores do SDF[51] .Rosenblatt, A., Stamford, T.C.M., & Niederman, R. em 2009 discutiram o potencial preventivo do SDF na gestão de cáries, enfatizando o seu papel como um agente poderoso e económico na prevenção de cáries.

Zhi, Q.H., Lo, E.C., & Lin, H.C. 2012 realizaram um estudo sobre um ensaio clínico aleatório e avaliaram a eficácia do SDF em comparação com o cimento de ionómero de vidro na prevenção de cáries dentárias em crianças em idade pré-escolar .[46]

Gao, S.S.et al . em 2016 fez uma revisão sistemática que avaliou vários tratamentos com flúor, incluindo SDF, quanto à sua eficácia na prevenção de cáries e remineralização em crianças .[10]

Horst, J.A., Ellenikiotis, H., & Milgrom, P.L., em 2016, apresentaram um artigo de estudo sobre o protocolo da UCSF para a utilização do SDF na prevenção de cáries, detalhando a sua fundamentação, indicações clínicas e diretrizes para o consentimento do paciente.

Crystal, Y.O., & Niederman, R. em 2019 exploraram considerações para o uso do SDF na prevenção de cáries em populações pediátricas, incluindo seus protocolos de aplicação e perfil de segurança.

Seifo, N. et al., em 2020, consolidaram as evidências de vários estudos sobre a utilização preventiva do SDF na gestão de lesões cariosas, discutindo a sua eficácia clínica e segurança.

Estes estudos sublinham o papel do diamino fluoreto de prata como tratamento preventivo nos cuidados dentários, destacando a sua eficácia, segurança e praticabilidade em vários contextos clínicos.

8. Em Medicina Dentária Geriátrica:

O SDF é particularmente útil na medicina dentária geriátrica para gerir a cárie dentária em adultos mais velhos que podem ter a saúde oral comprometida devido a factores como o uso de medicação, boca seca ou limitações físicas. Constitui uma opção de tratamento conservador para a preservação dos dentes naturais nesta população. A investigação sobre a utilização do diamino fluoreto de prata (SDF) na medicina dentária geriátrica demonstrou a sua eficácia na gestão da cárie dentária em adultos mais velhos.

Yamaga, R. et al, em 1972, apresentaram um dos primeiros estudos que explorou a aplicação clínica do SDF na gestão da cárie dentária, incluindo a sua utilização em populações idosas. Esta investigação lançou as bases para futuros estudos neste domínio.

Lynch, E., Baysan, A., Ellwood, R., Davies, R., Petersson, L., Borsboom, P. realizaram, em 2000, um estudo sobre a eficácia comparativa do SDF e de outra preparação com flúor na contenção de lesões cariosas radiculares precoces em pacientes idosos, salientando os benefícios do SDF na gestão da cárie radicular em dentisteria geriátrica.

Tan, H.P.et al., em 2010, realizaram um estudo de ensaio clínico aleatório e avaliaram a utilização do SDF na prevenção de cáries radiculares numa população idosa, demonstrando a sua eficácia e praticabilidade nos cuidados dentários geriátricos.

Fung, M.H. et al. em 2018 compararam a eficácia de diferentes concentrações de SDF na detenção de lesões de cárie radicular em adultos mais velhos. Fornece evidências para a concentração ideal de SDF para uso em pacientes geriátricos.

Zhou, N. et al., em 2019, realizaram um estudo e compararam a eficácia do SDF e do verniz de fluoreto de sódio na detenção de cáries radiculares entre pacientes chineses idosos, fornecendo informações valiosas sobre as modalidades de tratamento preferidas para cuidados geriátricos.
Duangthip, D.et al., em 2020, realizaram um estudo e exploraram os efeitos adversos associados ao tratamento com SDF em idosos residentes em lares de idosos, assegurando que a sua utilização é segura e bem tolerada entre os adultos mais velhos. Estes estudos enfatizaram a eficácia e segurança do diamino fluoreto de prata na gestão da cárie dentária entre os idosos, destacando a sua importância na medicina dentária geriátrica.

9. Em Community-Based Programs:

O SDF pode ser incorporado em programas de saúde oral baseados na comunidade como parte dos esforços para melhorar o acesso aos cuidados dentários, particularmente em populações carenciadas ou regiões com acesso limitado aos serviços dentários tradicionais. A sua simplicidade de aplicação e eficácia tornam-no adequado para utilização em programas de proximidade. Llodra, J.C.et al., em 2005, efectuaram um estudo sobre a eficácia do diamino fluoreto de prata na redução de cáries nos dentes decíduos e primeiros molares permanentes de crianças em idade escolar: Ensaio clínico de 36 meses. Este estudo examinou a eficácia do FDS num contexto comunitário ao longo de 36 meses e demonstrou uma redução significativa das cáries nos dentes decíduos e nos primeiros molares permanentes de crianças em idade escolar[51]. Monse, B. et al., em 2012, realizaram um estudo sobre PUFA - Um índice das consequências clínicas da cárie dentária não tratada. Embora focado principalmente no índice PUFA, este estudo incluiu intervenções baseadas na comunidade usando SDF para gerir a cárie em populações carentes, destacando as suas aplicações práticas e resultados. Gao, S.S. et al., em 2016, realizaram um estudo sobre ensaios clínicos de diamino fluoreto de prata na prevenção de cáries em crianças. Esta revisão sistemática analisou vários ensaios clínicos, incluindo aqueles em ambientes comunitários, demonstrando a eficácia do SDF na detenção de cáries entre crianças[10]. Fung, M.H. et al. em 2018 realizaram um ensaio clínico randomizado de 12% e 38% de tratamento com diamino fluoreto de prata. Este ensaio clínico randomizado num programa de base comunitária comparou diferentes concentrações de SDF, mostrando a eficácia de ambos na detenção de cáries entre crianças em idade pré-escolar. Seifo, N. et al. em 2019 fez uma revisão de vários estudos, incluindo aplicações baseadas na comunidade, demonstrando a eficácia do SDF no gerenciamento de lesões cariosas e seu potencial para uso mais amplo na saúde pública.
Nguyen, T. et al., em 2021, realizaram um estudo sobre a eficácia do FDS num contexto comunitário em Victoria, na Austrália, demonstrando resultados positivos na gestão da cárie entre as crianças e destacando a sua praticabilidade para iniciativas de saúde pública. Esses estudos ressaltam o valor do SDF em programas odontológicos baseados na comunidade, demonstrando sua eficácia na prevenção e manejo da cárie, particularmente em populações carentes.
Para lidar com a elevada prevalência de cáries e o problema de gestão de crianças pequenas com uma abordagem de invasão mínima, a primeira proposta de utilização desta abordagem

foi feita por Yamaga et al. no Japão. Os pacientes geralmente aceitam bem a aplicação indolor, o que ajuda a aliviar o medo e a ansiedade dos pacientes e a desenvolver a cooperação durante o tratamento. É particularmente útil no tratamento de crianças pequenas, adultos mais velhos e pessoas com necessidades especiais. Em quinto lugar, a terapia SDF é não-invasiva e não gera aerossóis. Em particular, pode ser utilizada para controlar as cáries durante a pandemia de COVID-19 devido ao seu baixo risco de infeção cruzada. Por último, o SDF requer um apoio mínimo e não necessita de equipamento sofisticado ou dispendioso. O armamento simples permite que os clínicos ofereçam a terapia SDF como um serviço de proximidade a pessoas que vivem em áreas remotas.

10. Em Doença periodontal:

No tratamento da gengivite grave, um estudo de laboratório relatou que o SDF demonstrou propriedades antibacterianas significativas contra os agentes patogénicos periodontais putativos que causam periodontite grave. Os autores sugeriram que o FDS poderia ser um potencial novo agente terapêutico para o tratamento de infecções periodontais, uma vez que o FDS suprimiu os agentes patogénicos periodontais nos biofilmes subgengivais. Um estudo clínico relatou que o SDF pode ser usado para tratar a gengivite hiperplásica. Os autores descobriram que o SDF pode reduzir eficazmente a inflamação marginal gengival e papilar. Outro ensaio clínico de um ano descobriu que o SDF melhorou a saúde gengival de adultos mais velhos com gengivite sem efeitos adversos. [13].

11. Tratamento e gestão de feridas:

O SDF tem sido cada vez mais explorado no tratamento de feridas crónicas e agudas devido às suas robustas propriedades antimicrobianas e à sua toxicidade mínima.

I. Feridas crónicas:

Úlceras do pé diabético: As feridas crónicas, particularmente as úlceras do pé diabético, são difíceis de tratar e propensas a infecções. O SDF pode ser aplicado a estas úlceras para reduzir a carga bacteriana e promover a cicatrização. Estudos demonstraram que o SDF pode ajudar a reduzir o tamanho e a gravidade dessas úlceras, inibindo o crescimento bacteriano e promovendo a granulação do tecido.

Escaras de pressão: Também conhecidas como escaras, são lesões na pele e nos tecidos subjacentes resultantes de pressão prolongada. A ação antimicrobiana do SDF ajuda a controlar as infecções nestas feridas, facilitando uma cicatrização mais rápida e evitando mais danos nos tecidos.

II. Queimaduras:

Feridas de queimaduras: As queimaduras são muito susceptíveis a infecções. O SDF tem sido utilizado como tratamento tópico para feridas de queimaduras para prevenir infecções e promover a cicatrização. Os iões de prata no SDF proporcionam um efeito antimicrobiano de largo espetro, incluindo atividade contra estirpes bacterianas resistentes.

III. Feridas cirúrgicas:

Aplicações pós-cirúrgicas: O SDF pode ser utilizado em feridas cirúrgicas para reduzir o risco de infecções pós-operatórias. Isto é particularmente benéfico em cirurgias com elevados riscos de infeção ou em doentes com sistemas imunitários comprometidos.

12. Em Dermatologia:

As propriedades antivirais e antimicrobianas do SDF tornam-no uma opção de tratamento valiosa para várias doenças dermatológicas.

a. Infecções virais:

Verrugas (Papilomavírus Humano - HPV): O SDF tem sido utilizado como tratamento tópico para verrugas, incluindo as causadas pelo HPV. Ajuda na resolução destas lesões ao criar um ambiente desfavorável à proliferação viral. Os efeitos antivirais da prata e as propriedades de prata tecidular ajudam a reduzir o tamanho e o número de verrugas.

b. Úlceras e lesões cutâneas: úlceras e lesões infectadas:

O SDF é eficaz no tratamento de úlceras e lesões cutâneas infectadas, reduzindo a colonização bacteriana e a inflamação. Isto torna-o uma opção útil para o tratamento de doenças da pele complicadas por infecções bacterianas.

13. Em Antimicrobial Coatings for Medical Devices (Revestimentos antimicrobianos para dispositivos médicos):

Uma das utilizações mais promissoras do SDF nas ciências médicas é como revestimento antimicrobiano para vários dispositivos médicos.

A. Cateteres:

Cateteres urinários e venosos centrais: Os cateteres são propensos à formação de biofilme, levando a infecções. Os revestimentos SDF nos cateteres podem reduzir significativamente o risco destas infecções, impedindo a adesão e o crescimento bacteriano.

B. Implantes:

Implantes ortopédicos: As próteses de articulações e outros implantes ortopédicos estão em risco de infeção. O SDF pode ser utilizado como revestimento nestes implantes para proporcionar uma proteção antimicrobiana a longo prazo, reduzindo a incidência de infecções nas articulações protésicas.

C. Equipamento de proteção individual (EPI):

Máscaras e batas: Os revestimentos SDF podem melhorar as propriedades antimicrobianas dos EPI, tornando-os mais eficazes na prevenção da transmissão de agentes infecciosos.

14. Medicina veterinária:

O SDF é também utilizado em medicina veterinária pelas suas propriedades antimicrobianas e cicatrizantes.

- Tratamento de feridas em animais:

Feridas de equinos e caninos: O SDF pode ser aplicado em feridas de animais como cavalos e cães para prevenir infecções e promover a cicatrização. É particularmente útil para tratar cortes, abrasões e feridas cirúrgicas nestes animais.

- Gestão de gado:

No gado, o SDF pode ajudar a prevenir infecções em feridas e tratar doenças da pele resultantes de arranhões, mordeduras ou outras lesões, promovendo a saúde geral do animal e reduzindo a necessidade de antibióticos sistémicos.

15. Ortopedia:

Em ortopedia, o SDF é explorado pelo seu potencial para tratar e prevenir infecções ósseas.

- Infecções ósseas:

Osteomielite: O SDF tem-se mostrado promissor no tratamento da osteomielite, uma infeção óssea grave. A sua aplicação pode ajudar a controlar a infeção e a promover a cicatrização óssea, especialmente nos casos em que a resistência aos antibióticos é uma preocupação.

- Infecções de substituição de articulações:

Infecções das articulações protésicas: Os revestimentos SDF em próteses de articulações podem ajudar a prevenir infecções, que são uma complicação significativa nas cirurgias ortopédicas. Isto pode levar a melhores resultados cirúrgicos e reduzir a necessidade de cirurgias de revisão.

16. Aplicações antivirais e antifúngicas:

O potencial do SDF como agente antiviral e antifúngico está também a ser investigado.

- Atividade antiviral:

Vírus Herpes Simplex (HSV): O SDF demonstrou potenciais efeitos antivirais contra o HSV, sugerindo que poderia ser utilizado no tratamento tópico de lesões de herpes. A sua aplicação pode reduzir a carga viral e aliviar os sintomas.

• Tratamento antifúngico:

Infecções fúngicas: As propriedades antifúngicas do SDF fazem dele um candidato para o tratamento de infecções fúngicas, especialmente as que afectam a pele e as unhas. A sua utilização poderia constituir uma alternativa às terapias antifúngicas convencionais, nomeadamente nos casos resistentes.

- **Mecanismo de ação em aplicações médicas**

A eficácia do SDF nestas aplicações médicas tem origem na sua composição química:
Iões de prata (Ag+): Estes iões apresentam um efeito antimicrobiano de largo espetro, rompendo as paredes celulares bacterianas, interferindo com a atividade enzimática e impedindo a replicação do ADN. Os iões de prata são eficazes contra uma vasta gama de bactérias, incluindo estirpes resistentes a antibióticos, tornando o SDF uma ferramenta poderosa no controlo de infecções. -Iões de fluoreto (F-): O flúor contribui para os efeitos antimicrobianos ao inibir as enzimas bacterianas e a produção de ácido, o que é essencial para evitar o crescimento bacteriano em feridas e em dispositivos médicos.

Amoníaco: Actua como um estabilizador, permitindo que o SDF permaneça eficaz durante períodos prolongados e aumentando a sua penetração e retenção nos tecidos.

Considerações clínicas e práticas;

Embora o potencial do SDF em várias aplicações médicas seja promissor, existem várias considerações a ter em conta:Coloração: Um dos principais inconvenientes do SDF é a sua propensão para causar manchas. As áreas tratadas, especialmente a pele e as membranas mucosas, podem ficar pretas ou castanhas escuras, o que pode ser cosmeticamente inaceitável em alguns casos.

Situação regulamentar: Muitas aplicações não dentárias do SDF estão ainda em fase experimental. São necessárias aprovações regulamentares e ensaios clínicos para estabelecer a sua segurança e eficácia para estas utilizações. Dosagem e administração: É crucial determinar a dosagem apropriada e os protocolos de administração para usos não odontológicos do SDF. É necessária mais investigação para estabelecer diretrizes de tratamento padronizadas.

CONTRA-INDICAÇÃO E EFEITO SECUNDÁRIO DA PRATA

FLUORETO DE DIAMINA

1. Reacções alérgicas
a. Alergia à prata:

O SDF não deve ser utilizado em doentes com alergia conhecida à prata. As alergias à prata, embora raras, podem causar reacções alérgicas localizadas ou sistémicas. Os sintomas podem variar desde reacções cutâneas ligeiras (como a dermatite) até efeitos sistémicos mais graves. O componente de prata do SDF pode desencadear uma resposta alérgica, podendo provocar desconforto, inflamação ou reacções alérgicas mais graves.

b. Sensibilidade ao amoníaco:
O SDF contém amoníaco como agente estabilizador. Os doentes com sensibilidade ou alergia conhecida ao amoníaco devem evitar a sua utilização. A exposição ao amoníaco pode causar irritação e reacções alérgicas, especialmente em indivíduos sensíveis.

2. Gravidez e lactação
a. Utilização na gravidez:
Embora não existam evidências definitivas que demonstrem os malefícios do uso de SDF durante a gravidez, recomenda-se cautela devido à falta de estudos extensivos em populações grávidas. O perfil de segurança do SDF em mulheres grávidas ainda não foi totalmente estabelecido. Os riscos potenciais para o feto em desenvolvimento devem ser cuidadosamente ponderados em relação aos benefícios do tratamento.

b. Utilização durante a amamentação:

As mães que amamentam devem ter o mesmo cuidado. A possibilidade de os iões de prata ou outros componentes serem transferidos para o bebé através do leite materno continua por esclarecer. É fundamental garantir a segurança da mãe e do bebé e, na ausência de dados de segurança exaustivos, é necessária uma análise cuidadosa.

3. Doenças ulcerativas e descamativas
a. Ulcerações da mucosa:
O SDF não deve ser aplicado em tecidos mucosos com ulcerações, tais como úlceras aftosas ou lesões herpéticas. A aplicação do SDF em condições ulcerativas pode causar irritação grave ou exacerbar a condição devido à natureza cáustica dos iões de prata e ao teor de amoníaco.

b. Gengivite descamativa:
Os doentes com doenças que causam descamação ou descamação da gengiva, como a gengivite descamativa, não devem receber tratamento com SDF nestas áreas.

A natureza inflamada e sensível da gengiva nestas condições pode ser agravada pela aplicação do SDF, levando a um aumento da dor e do desconforto.

4. Pulpite irreversível e envolvimento pulpar
a. Dentes sintomáticos:
O SDF não deve ser utilizado em dentes com pulpite irreversível sintomática ou infecções pulpares activas.

Em casos de pulpite irreversível ou de envolvimento pulpar, o SDF não irá tratar a infeção ou inflamação subjacente na polpa. Estas condições requerem normalmente tratamentos mais invasivos, como a terapia de canal radicular.

5. Preocupações com manchas
a. Considerações cosméticas:
A utilização do SDF pode resultar numa coloração negra permanente das lesões cariosas e da estrutura dentária. A prata do SDF reage com a dentina cariada e outros substratos, formando uma mancha escura. Isto pode ser um problema estético significativo, especialmente em dentes visíveis.

b. Superfícies visíveis:

A aplicação do SDF é geralmente contra-indicada em dentes anteriores muito visíveis, onde os resultados estéticos são uma prioridade. A coloração preta associada ao SDF pode ser inaceitável para muitos pacientes, particularmente nos dentes da frente.

6. Cavidades abertas e exposição de tecidos moles
a. Lesões cavitadas de grandes dimensões:
A aplicação do SDF em lesões cavitadas de grandes dimensões, que retêm a solução, pode resultar no contacto com os tecidos moles e em irritação. O potencial do SDF para causar irritação dos tecidos moles requer uma aplicação cuidadosa, especialmente em lesões onde é provável o extravasamento.

b. Contacto com os tecidos moles:

A aplicação direta do SDF nos tecidos moles deve ser evitada devido ao potencial de irritação e coloração. O SDF destina-se a ser utilizado em tecidos duros (dentes) e não em tecidos moles. O contacto direto com os tecidos das mucosas pode causar dor, ulceração e manchas persistentes.

7. Indivíduos imunocomprometidos
a. Populações de alto risco:

Precaução: Em indivíduos imunocomprometidos, é necessário ter cuidado ao aplicar SDF devido ao potencial para uma resposta de cicatrização alterada ou reacções inesperadas.

8. Doença gengival grave ou periodontite
a. Periodontite ativa:

O SDF não é adequado para o tratamento de áreas com periodontite ativa e grave. A periodontite envolve infecções profundas da gengiva e do osso que requerem tratamentos periodontais específicos. A aplicação do SDF nestas áreas não irá tratar a doença subjacente e pode potencialmente agravar a condição. A desvantagem inerente à utilização do SDF para combater as cáries é o facto de as lesões ficarem manchadas de preto; por conseguinte, algumas crianças e os seus pais podem não ficar satisfeitos com a estética deste resultado do tratamento. Foi sugerido que quando a dentina cariada foi tratada com SDF, formou-se fosfato de prata, que era insolúvel. O fosfato de prata é amarelo quando é formado pela primeira vez, mas torna-se rapidamente preto sob a luz solar ou sob a influência de agentes redutores. Para ultrapassar esta limitação, Knight et al. propuseram a utilização de iodeto de potássio após a aplicação de SDF na estrutura dentária, os iões de prata livres remanescentes na solução reagirão com iodeto de potássio para precipitar cristais de iodeto de prata branco-creme. Assim, os iões de prata livres deixam de estar disponíveis para reagir com o enxofre e outros reagentes na boca, formando precipitados negros nos dentes. Ainda é necessária mais investigação neste sentido. Além disso, o SDF pode manchar a pele do corpo e o vestuário.

A mancha causada pelo FDS na pele, embora não cause qualquer dor, não pode ser lavada e demora muito tempo a ser removida. Se a pele ou a roupa tiverem sido manchadas, sugere-se o seguinte procedimento para remover a mancha: (a) Lavar com água corrente, sabão ou água com amoníaco, se imediatamente após a mancha. (b) Se a descoloração não for removida e persistir, aplicar a solução de hipoclorito de sódio ou um pó branqueador (com cuidado em tecidos tingidos). A solução de SDF também tem um sabor metálico que é desagradável. Além disso, pode ocorrer irritação gengival e da mucosa.

Na maioria dos casos, os danos são transitórios e o tecido afetado fica branco, mas cicatriza em 1-2 dias. Quando a solução for aplicada nas lesões muito próximas da gengiva, utilizar um dique de borracha ou proteger a gengiva com vaselina ou manteiga de cacau. Segurança do diamino fluoreto de prata Um estudo sobre o teor de fluoreto do AgF revelou que uma amostra de 40% de AgF na Austrália tinha uma concentração de fluoreto significativamente mais elevada do que o nível de fluoreto esperado de 60 000 ppm. O estudo concluiu, por conseguinte, que o AgF a 40% disponível comercialmente na Austrália era demasiado elevado para tratamento e comportava um risco elevado de toxicidade conducente a fluorose dentária quando utilizado em crianças pequenas.

- **Risco de flúor:**

No entanto, os serviços dentários do departamento de saúde da Austrália Ocidental, em resposta ao estudo de Gotjamanos, informaram que tinham efectuado uma investigação e que não tinham encontrado provas para apoiar a opinião de que a utilização de AgF causaria fluorose. Ao contrário do AgF, Gotjamanos mostrou uma resposta pulpar favorável quando o SDF foi aplicado a cáries profundas em dentes decíduos de crianças. Verificou-se que induziu a presença de abundante dentina reparadora e uma ampla camada de odontoblastos. Não foram relatadas complicações na literatura. Nishino et al., Okuyama, no Japão, ao investigarem a resposta pulpar a aplicações de SDF, encontraram uma irritação gengival transitória, mas não houve danos pulpares graves nem foi relatada qualquer reação grave. Além disso, não foi encontrado na literatura qualquer relatório que sugira que o SDF cause reacções graves, como dermatite de contacto da pele ou estomatite da mucosa oral. Recentemente, um estudo de curta duração realizado por Vasquez et al. concluiu que as concentrações séricas de flúor e prata após a aplicação tópica de FDS devem representar pouco ou nenhum risco de toxicidade quando utilizado em adultos[12] . Relativamente à toxicidade do flúor, a quantidade média de flúor em cada aplicação de FDS a 38% é de 0,33 mg (Vasquez et al. 2012). A dose provavelmente tóxica de fluoreto é sugerida como 5 mg/kg (Whitford 1987). O peso de uma criança pequena de 3 anos pode ser tão baixo quanto 10 kg. Na pior das hipóteses, uma criança de 10 kg com 20 dentes cariados receberá uma dose máxima de 6,6 mg de flúor (0,33 mg × 20 dentes), ou seja, a dose mais elevada de flúor seria de 0,66 mg/kg. Ainda haveria uma margem de segurança de flúor 8 vezes maior quando o SDF é aplicado em todos os dentes de uma criança pequena. O risco para a saúde associado à absorção de prata é baixo (Lansdown 2010). Para a segurança da exposição à prata, a dose letal mediana de prata observada em estudos com ratos por administração oral e subcutânea foi sugerida como sendo de 520 e 380 mg/kg, respetivamente (Horst et al. 2016). A quantidade de 38% SDF aplicada a 3 dentes foi relatada como sendo 7,6 mg, o que significa que a quantidade de prata aplicada a 3 dentes seria de aproximadamente 1,50 mg (Vasquez et al. 2012). Por outras palavras, a quantidade de prata aplicada em cada dente cariado seria de 0,5 mg. Assim, a quantidade máxima de Silver aplicada em 20 dentes decíduos cariados seria de aproximadamente 10 mg (0,5 mg de Silver × 20 dentes cariados). Se uma criança pré-escolar de 10 kg for tratada com 38% SDF, a dose mais alta de Silver seria de 10 mg, ou 1 mg/kg. Se a dose letal mediana pela via subcutânea for tomada como referência, então a margem de segurança da aplicação de SDF em todos os dentes cariados desta criança seria 380 vezes maior. Foi comum encontrar manchas negras nas lesões tratadas com SDF, particularmente nos grupos com uma concentração mais elevada de SDF e uma aplicação mais frequente. O sucesso clínico da aplicação do SDF na detenção da lesão de cárie ativa pode estar positivamente correlacionado com a presença de uma camada protetora que aparece como uma mancha preta sobre a lesão (Mei et al. 2014)[35] . Apesar das manchas pretas, a proporção de pais que estavam satisfeitos com a aparência dentária dos seus filhos no acompanhamento de 30 meses foi maior do que na linha de base, possivelmente porque a satisfação dos pais é complexa e multidimensional. Em Hong Kong, não existe um serviço dentário público ou subsidiado para crianças em idade pré-escolar; assim, o acesso a cuidados de restauração convencionais é reduzido. O sistema de saúde e as crenças culturais podem ter um impacto na perceção dos pais em relação ao tratamento com SDF. Outros aspectos, como o alinhamento dentário e o estado de cárie dentária dos seus filhos, podem influenciar a sua satisfação. No presente estudo, a classe social contribuiu significativamente para a satisfação dos pais. Os pais com um estatuto socioeconómico mais baixo tinham maior probabilidade de estar satisfeitos com o resultado do tratamento; isto implica que o FDS seria mais aceitável entre os pais de comunidades desfavorecidas, nas quais a cárie na primeira infância é mais prevalente. Embora o presente estudo tenha tido vários pontos fortes, tais como um grande tamanho de amostra e um longo período de acompanhamento, algumas limitações devem ser observadas: primeiro, pode haver discrepâncias entre os achados clínicos dos profissionais dentários e os relatos dos pacientes. Os efeitos adversos relatados pelos pacientes podem ser confundidos com outros sintomas devidos à progressão da doença, não resultantes diretamente da aplicação do SDF. Em segundo lugar, se o efeito adverso for ligeiro, pode não ser notado ou comunicado, resultando numa subnotificação deste resultado. Embora seja difícil monitorizar de perto os efeitos adversos através da realização de exames clínicos frequentes, seria desejável realizar mais estudos com uma avaliação mais exacta e precisa dos efeitos adversos.

Este estudo foi realizado em crianças pré-escolares geralmente saudáveis. Os resultados do estudo podem não ser generalizáveis a crianças com doenças sistémicas ou a crianças muito pequenas, como os bebés. Por razões éticas, não houve um grupo de controlo negativo, pelo que não é possível fazer uma comparação com a aplicação do FDS .[21]

APLICAÇÃO DE FLUORETO DE DIAMINA DE PRATA

A aplicação do SDF é fácil, tanto para uso clínico como no terreno, em instalações comunitárias. A lesão é isolada e a solução é pintada sobre a lesão de cárie limpa e seca. Este processo de aplicação é simples e requer pouco equipamento, e o seu baixo custo por aplicação torna-o o material ideal para grandes populações e para crianças onde a cooperação durante longos períodos de tempo é uma questão. Para dentes com grandes lesões de cárie que se aproximam da polpa, devem ser considerados procedimentos de restauração adjuntos (GIC ou resinas compostas) ao SDF para maximizar a sua eficácia, uma vez que não restaura a forma e a função.

Figura:2

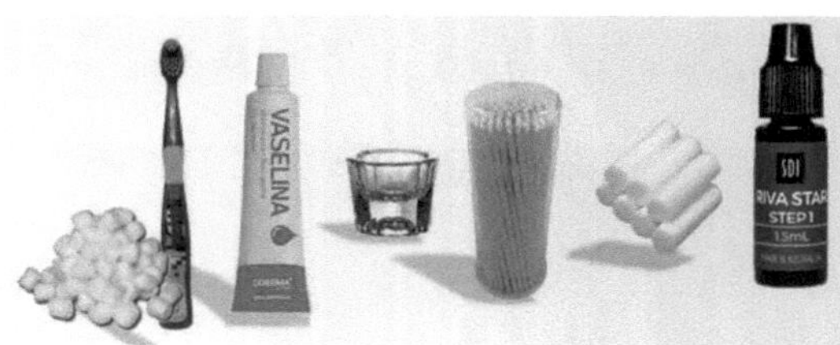

O primeiro passo é a seleção do material necessário para a aplicação do SDF: escova de dente, vaselina, prato de vidro, aplicadores descartáveis, rolos de algodão e solução de SDF (Figura 2). Se a aplicação for efectuada no consultório dentário, a escova de dentes não é necessária, uma vez que pode ser feita a profilaxia dentária com a escova Robinson.

Profilaxia dentária: o biofilme deve ser removido da superfície dentária (esmalte ou dentina). Para o efeito, o profissional pode utilizar uma escova de dentes, algodão húmido ou, se o consultório dentário estiver disponível, uma profilaxia dentária com escova Robinson e pasta de pedra-pomes/água; os tecidos moles devem ser protegidos com vaselina, incluindo os lábios, as gengivas e os tecidos moles periorais, para evitar o contacto direto com a solução SDF.

- O campo de operação deve ser isolado com rolos de algodão.
- Antes de distribuir uma gota de solução SDF numa placa de vidro, a solução deve ser agitada para homogeneização.
- A superfície do dente ou a cavidade que vai receber o tratamento SDF deve ser seca com bolas de algodão secas ou com um fluxo suave de ar comprimido.
- A solução SDF deve ser aplicada ativamente com pontas descartáveis; o tempo de aplicação deve ser de cerca de 1 minuto.
- Pode ser aplicado um fluxo suave de ar comprimido para ajudar a solução a secar; durante este processo, o isolamento do campo operatório deve estar em vigor.
- Após cerca de 3 minutos, se possível, o isolamento pode ser removido.

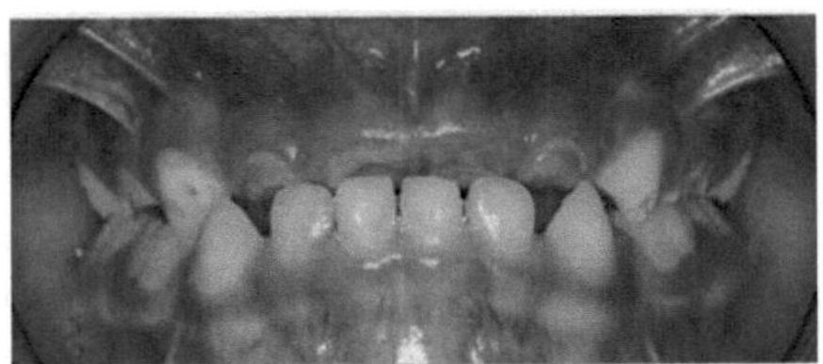

Figura:3 Antes da aplicação do SDF

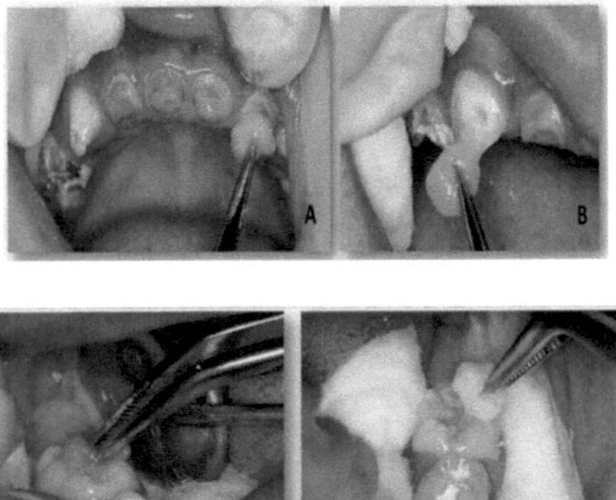

Figura: 4,A,B,C,D mostrando a aplicação do SDF.

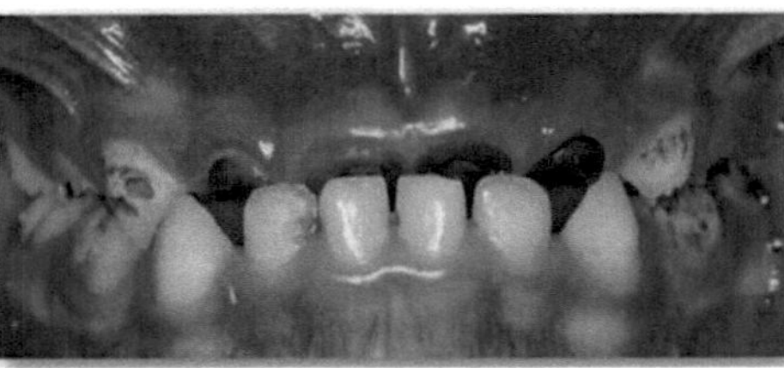

Figura: 5 mostrando a coloração na superfície dos dentes um ano após a aplicação do SDF.

Manchas nos dentes: o iodeto de potássio (KI) é a resposta?

O uso de iodeto de potássio (KI) após a aplicação do SDF tem sido proposto como uma alternativa para eliminar ou minimizar o manchamento dentário. Atualmente, existe apenas um produto que apresenta essa associação (Riva Star - SDI, Austrália). O fosfato de prata é o subproduto da reação do SDF com a hidroxiapatita, que é a principal responsável pelo manchamento dental. Se uma solução saturada de KI (1 g KI/mL) for aplicada após o tratamento com SDF, a reação subsequente resultará em iodeto de prata (AgI) e fosfato tripotássico ($K_3 PO_4$). Este último é a substância química responsável pela redução do manchamento dentário, enquanto o iodeto de prata pode ainda promover algum manchamento por ser um subproduto fotossensível.

O protocolo da aplicação SDF é o seguinte:

- Após a aplicação do SDF, manter o isolamento relativo em posição e remover o excesso d a solução SDF com uma gaze ou um rolo de algodão.
- A solução KI deve ser aplicada no dente com um aplicador descartável novo.
- Nesta altura, a solução tornar-se-á branco-creme, devido à formação de fosfato tripotássico.
- A aplicação da solução de KI deve ser repetida 2 ou 3 vezes, com um intervalo de 5-10 s entre aplicações, até que não se observem mais precipitados brancos.
- O excesso da solução de KI deve ser removido com uma gaze ou um rolo de algodão.
- O dente é lavado com água e o isolamento relativo pode ser removido.

Até o momento, não existem ensaios clínicos randomizados que avaliem o efeito da associação do SDF com o KI. Uma revisão sistemática de estudos in vitro que avaliaram a redução do manchamento dentário após a aplicação do SDF + KI concluiu que parece existir um efeito positivo nessa associação. No entanto, como as metodologias dos estudos são muito diferentes, as comparações diretas são difíceis e essa conclusão deve ser validada por futuros estudos bem desenhados.

Instruções de aplicação do SDF

Obter sempre o consentimento informado e discutir a forma como a utilização do SDF e as aplicações subsequentes devem ser utilizadas em conjunto com as estratégias existentes de gestão e prevenção da cárie. O protocolo passo-a-passo que se segue baseia-se tanto na investigação publicada como na experiência clínica. Quando combinado com outras técnicas minimamente invasivas de gestão da cárie, tal como apresentado neste artigo, espera-se que a incorporação do SDF nos procedimentos de restauração produza vantagens significativas na gestão da doença a longo prazo. Atualmente, não existem provas científicas sólidas que sustentem a eficácia de um protocolo em relação a outro. São assinaladas as alternativas habitualmente utilizadas. Em particular, a secagem com gaze de algodão em vez de ar comprimido evita a produção de aerossóis microbianos durante a aplicação do SDF. Recomenda-se vivamente a utilização de equipamento de proteção individual (EPI) para o doente (óculos de segurança, babete forrado a plástico, outra proteção da pele e do vestuário, conforme indicado) e para o operador (óculos de segurança, máscara, luvas, bata, etc.). Aconselha-se também a utilização de revestimentos protectores para proteger as superfícies do ambiente clínico.

1. Dispensar o SDF num prato de plástico para uso imediato; voltar a tapar o frasco imediatamente. Uma gota trata até cinco superfícies, dependendo do tamanho da lesão ou da superfície. Nota: Ao utilizar cápsulas de dose unitária (~0,13 ml '.: quatro gotas), aplicam-se as seguintes instruções:

(A) Colocar uma dose unitária na vertical num tabuleiro forrado a plástico ou numa bancada.

(B) Bater com a unidade no balcão/tabuleiro para garantir que o líquido está no fundo do recipiente.
(C) Segurar uma gaze 2x2 sobre a ampola e retirar cuidadosamente a tampa, segurando a base.
(D) Deite fora a gaze e a tampa dentro das luvas num recipiente adequado.
(E) Voltar a colocar as luvas e aplicar como descrito nas secções seguintes.
2. Utilizar proteção oral extra opcional para os lábios e a área circundante, utilizando vaselina ou bálsamo labial. Pode ser utilizado bálsamo labial perfumado ou um pouco de pasta de dentes na língua para mascarar qualquer cheiro ou sabor sentido por alguns doentes. A proteção dos tecidos moles intra-orais não é necessária e o material pode, inadvertidamente, entrar em contacto com a lesão ou a superfície e inibir a absorção do SDF.
3. Isolar as superfícies dentárias a serem tratadas e proteger outras áreas em risco de manchas indesejadas, utilizando gaze, rolos de algodão, triângulos absorventes, um ejetor de saliva e/ou um dispositivo de sucção de mordida. Um assistente clínico dentário pode ser útil, especialmente ao aplicar o SDF em pacientes jovens ou em situações difíceis.
4. Não é necessária a remoção de cáries antes da aplicação do SDF.
5. Secar a área a tratar, bem como as superfícies de alto risco circundantes, com ar comprimido para controlar o excesso de humidade. Secar com vácuo de alta velocidade e/ou algodão/gaze se o ar comprimido não estiver disponível ou se a secagem não for bem tolerada pelo doente, ou se o aerossol for uma preocupação. A utilização de gaze evita a produção de aerossóis microbianos devido ao fluxo de ar comprimido na saliva, mas pode diminuir a absorção.

6. Saturar a lesão ou a superfície de alto risco com SDF utilizando uma micro escova e permitir a absorção do SDF por ação capilar durante pelo menos 1 minuto. Não enxaguar, fotopolimerizar ou soprar ar comprimido enquanto o SDF estiver a ser absorvido. Alguns médicos preferem esfregar ligeiramente o SDF na lesão ou na superfície durante a aplicação, para libertar a tensão superficial do líquido. Evitar o contacto do SDF com estruturas não pretendidas. Depois de aguardar pelo menos 1 minuto para que o SDF seja absorvido, limpar levemente qualquer excesso de SDF com algodão.
7. Aplicar um verniz, como o verniz fluoretado, sobre o SDF (opcional) para manter o SDF em contacto com a lesão de cárie ou superfície de alto risco durante o maior tempo possível, evitar que a saliva dilua o SDF, reduzir o risco de manchas indesejadas noutras superfícies dentárias e mascarar o sabor do SDF. NOTA: Se uma restauração for colocada no mesmo dia da aplicação do SDF, NÃO complete esta etapa.
8. Limpar levando cuidadosamente todos os materiais para um recipiente de resíduos, evitando o contacto ou o gotejamento, por exemplo, invertendo-os para uma luva.

Técnicas de aproximação

O SDF pode ser aplicado a uma lesão de cárie aproximada e a outras superfícies de alto risco de difícil acesso através de dois métodos. Ambos se baseiam na ação capilar:

Método 1: Basta dessecar/secar o ponto de contacto com ar comprimido ou algodão e, em seguida, saturar a área de contacto com SDF utilizando um microbrush nos rebordos oclusal,

facial e lingual.
Método 2: Utilizar um fio dental não encerado. Colocar a parte "felpuda" seca do fio dental no contacto seco e isolado e aplicar o SDF no fio dental com um microbrush na parte lingual, bucal e sobre o aspeto oclusal. Não mover o fio dentário. Remover o fio dental após pelo menos 1 minuto. É importante proteger os tecidos moles (por exemplo, com um dedo enluvado) de qualquer migração do SDF ao longo do fio dental.
Recomendações de retirada e reaplicação do SDF (quando não é efectuada qualquer restauração)
Se não estiver planeada qualquer restauração, recomenda-se a aplicação repetida de SDF, pelo menos anualmente. É possível obter uma maior eficácia com aplicações semestrais do que anuais e com uma maior frequência de aplicações no início do tratamento.
Restauração de lesões tratadas com SDF
A justificação para restaurar lesões tratadas com SDF pode incluir, mas não se limita a, eliminar as armadilhas alimentares e melhorar a capacidade de limpeza, restaurar a forma e a função e melhorar a estética.
As opções de restauração são guiadas por evidências, julgamento clínico e decisões do paciente. Um grande ensaio recente em crianças pequenas, que comparou o SDF com um placebo colocado numa consulta separada antes da restauração, demonstrou que a combinação do SDF e da restauração com a remoção selectiva de cáries utilizando o tratamento restaurador atraumático (ART) é clinicamente compatível. Uma restauração bem sucedida tem uma margem selada que impede que os nutrientes cheguem às bactérias em áreas mais profundas, parando o processo de desmineralização. De facto, se for possível obter margens limpas e colocar uma restauração selada, o SDF pode nem sempre ser necessário.
A preparação conservadora da cavidade com remoção selectiva de cáries centra-se na limpeza das paredes externas saudáveis da preparação da cavidade (desde as margens do esmalte até à junção dentina-esmalte
[DEJ]). A fotopolimerização na presença de prata livre pode escurecer a restauração e/ou as margens. Se for possível obter margens limpas após a colocação do SDF, isso limitará o SDF à porção interna do preparo e minimizará o manchamento na junção do dente com a restauração. Ao unir dentina tratada com SDF com adesivos de resina, enxaguar pelo menos 1 minuto após a aplicação do SDF para otimizar a força de união. As secções finais oferecem algumas sugestões e exemplos adicionais de melhores práticas de tratamento.

Melhores práticas do cimento de ionómero de vidro/ionómero de vidro modificado com resina
O tratamento restaurador atraumático modificado com prata (SMART) é aqui definido como uma aplicação modificada da filosofia do tratamento restaurador atraumático (ART), que permite a flexibilidade de utilizar o SDF com ou sem limpeza das margens - utilizando métodos rotativos ou outros métodos minimamente invasivos - antes de colocar uma restauração. O SMART é frequentemente indicado pela sua combinação de caraterísticas, incluindo a remoção selectiva de cáries, selando as fontes de nutrientes das bactérias remanescentes, a atividade antimicrobiana, a remineralização dessensibilizante e a restauração de lesões cariosas cavitadas activas .[72]
O cimento de ionómero de vidro (GIC) é o material preferido para as restaurações SMART porque é o único material de restauração à base de água e tem um efeito anticárie significativo, com menos cáries recorrentes nas margens e superfícies adjacentes. A libertação

a longo prazo de iões de flúor apoia a remineralização e, à medida que estes iões são libertados do GIC, também podem ser "recarregados" por iões de outras fontes, como a pasta de dentes com flúor. Foi demonstrado que as restaurações de GIC são antibacterianas e diminuem a acidogenicidade do biofilme, muito provavelmente devido à libertação de flúor [72,73].

Opção A. SMART de nomeação múltipla: Prender primeiro com SDF, depois restaurar mais tarde

Aplicar o SDF uma ou mais vezes, dependendo da atividade e do tamanho da(s) lesão(ões), aguardar 2 a 4 semanas e, em seguida, restaurar ou selar com o material escolhido. Durante o período intermédio, a lesão endurece, criando uma base duas vezes mais dura do que a dentina saudável. Além disso, a prata livre dissipar-se-á, evitando a formação de manchas no material de restauração ou selante. Dependendo do endurecimento ou paragem da lesão, a remoção de cáries é drasticamente menor ou mesmo nula. A mancha em áreas que poderiam transparecer pode ser escavada seletivamente (paredes externas) ou bloqueada com opaco (paredes internas) antes da restauração.

Opção B. SMART no mesmo dia: SDF durante um procedimento de restauração ou selante utilizando GIC ou ionómero de vidro modificado por resina

As restaurações SMART do mesmo dia e os selantes podem ficar cinzentos quando colocados na mesma consulta (tal como observado para os materiais fotopolimerizáveis). Isto pode ser minimizado ou eliminado colocando primeiro SDF, depois limpando completamente o perímetro da preparação como na remoção selectiva de cáries e enxaguamento, seguido de restauração com GIC convencional, ou ionómero de vidro modificado por resina (RMGI) como descrito no procedimento de 11 passos abaixo. Note-se que o código D1354 do CDT não contém qualquer disposição que impeça a realização de um procedimento de restauração (ou qualquer outro) na mesma data de serviço, mas impede a remoção mecânica da estrutura dentária sólida.

As instruções sugeridas para restaurações/selantes SMART no próprio dia são as seguintes

1. Remover o biofilme e a película com pedra-pomes ou abrasão por ar desfocado, ou com produtos de algodão se forem utilizadas precauções contra aerossóis microbianos, na área circundante da lesão a tratar (o GIC não tem qualquer ligação química ao biofilme ou à película).
2. Aplique o SDF de acordo com as instruções passo-a-passo detalhadas anteriormente. (Nota: Alguns clínicos preferem esperar e aplicar o SDF após o condicionamento da dentina na etapa 7).
3. Limpe o perímetro da lesão utilizando a sua técnica preferida (peça de mão rotativa, abrasão a ar ou instrumentos manuais, como brocas manuais ou escavadoras de colher).
4. Condicionar a lesão e as áreas circundantes com ácido poliacrílico a 20% durante 10 segundos (removendo a smear layer e activando a superfície para troca iónica). É importante condicionar não só a lesão, mas também as áreas circundantes.
5. Enxaguar com água durante 10 segundos e secar com um pano (deixando uma superfície húmida "brilhante").
6. Colocar uma matriz e uma cunha, se necessário.

7. Se ocorrer alguma contaminação, enxaguar brevemente com água e secar com algodão (deixar uma superfície húmida "brilhante"). (Nota: Alguns clínicos preferem aplicar o SDF neste passo, após o condicionamento da dentina, em vez de o fazerem no passo 2).
8. Misturar o GIC ou RMGI durante 10 segundos e aplicar imediatamente sobre a cavitação para evitar vazios.
9. Trabalhar rapidamente para colocar, moldar e remover o excesso, porque qualquer aumento de temperatura irá diminuir muito o tempo de trabalho indicado pelo fabricante. Evitar manipular demasiado o GIC após o início da reticulação inicial do gel (quando o GIC começa a perder o seu brilho).
10. Proteger contra a perda ou ganho de água. Não permitir que o GIC seque ou se dilua com água/saliva. Os métodos para evitar a perda excessiva de água ou o ganho de água do ou para o GIC incluem desligar ou reduzir os sistemas de isolamento de sucção durante a presa, e/ou revestir a superfície do GIC com um microbrush mergulhado em resina não preenchida, utilizando um aplicador de ponta de algodão húmido (não encharcado), ou um dedo enluvado, humedecido com água/saliva.
11. Não perturbar o material de restauração durante o seu endurecimento (aproximadamente 2,5 a 3,5 minutos para o GIC ou até o RMGI estar fotopolimerizado). Uma vez endurecido, se colocar anatomia, ou efetuar o acabamento e polimento, utilizar água para evitar a dessecação.

Instrua o doente para não mastigar as restaurações SMART durante, pelo menos, 1 a 2 horas (para restaurações grandes, 48 horas é ainda mais seguro), ou recomende uma dieta suave durante 2 dias. As melhores práticas de compósitos de resina A cárie dentária retida pelo SDF pode ser tratada de forma semelhante à cárie retida por outros processos. Devem ser seguidos os princípios de preparação da cavidade, com base na seleção do material. Assim, uma vez que o objetivo primário de uma restauração bem sucedida é uma margem bem selada, a preparação conservadora da cavidade deve centrar-se nas paredes externas (ênfase nas margens do esmalte e na JDE); a estrutura dentária infetada, desmineralizada ou manchada com SDF deve ser removida destas áreas. As paredes axiais e pulpares manchadas, mas retidas, podem ser deixadas livres de preparo mecânico. Deve-se notar que a dentina tratada com SDF é compatível com adesivos de ligação de resina.
Opção A. SDF-Resina de nomeação múltipla: Prender primeiro com SDF, depois restaurar mais tarde
Aguarde 2 a 4 semanas após a última aplicação de SDF antes de restaurar com um compósito de resina. Para evitar que a dentina axial/pulpar escura apareça na área primária de interesse estético, utilize um material de restauração opaco, como o GIC tradicional para toda a restauração definitiva ou como base para uma técnica de sanduíche. Em alternativa, pode ser colocado um revestimento RMGI opaco sobre a área axial/pulpar escura antes da restauração habitual com um material mais translúcido, como a resina composta.

Opção B. SDF-Resina no mesmo dia: SDF durante um procedimento de restauração com resina composta Restaure com resina composta na mesma consulta que a aplicação do SDF. Neste caso, o SDF deve ser lavado antes da colagem. Do ponto de vista estético, a restauração de resina composta no mesmo dia corre o risco de manchar de prata perto das margens. Para evitar isso, uma curta explosão de luz de cura estilo "tac" de ~1 segundo após a aplicação do SDF e o enxaguamento irá foto-revelar a prata residual com o subconjunto de unidades de cura que cobrem o espetro de absorção da prata. Muitas luzes operacionais focadas precipitarão a prata em 1 ou 2 minutos. Uma vez visível, prepare selectiva e minimamente as áreas escuras manchadas de prata nas margens do esmalte e na JDE, deixando a dentina manchada de prata internamente nas paredes axiais/pulpares. Repita até não haver mais prata residual nas margens do esmalte e na JDE. De seguida, opacifique e restaure como acima descrito.

Se for escolhido um compósito de resina como material de restauração, a abordagem preferida é a de fixar primeiro com SDF e depois restaurar numa consulta posterior. O GIC é preferível para a aplicação de SDF e restauração no mesmo dia, pelas razões mencionadas na secção anterior "Melhores Práticas do Cimento de Ionómero de Vidro/ Cimento de Ionómero de Vidro Modificado por Resina". (Douglas A2021)

AVANÇOS RECENTES NO DIAMINO FLUORETO DE PRATA

• ACÇÃO ANTICARIOGÉNICA DO FLUORETO DE NANO PRATA:

A ação anticariogénica do Fluoreto de Nano Prata (NSF) está associada a vários processos, incluindo a redução da desmineralização, a aceleração da remineralização, a interferência no desenvolvimento da película e da placa bacteriana e a supressão do crescimento e metabolismo bacterianos. O efeito cumulativo do quitosano, das nanopartículas de prata e do fluoreto de sódio adicionados à formulação de Nano Silver Fluoride é responsável pela ação anticariogénica do NSF. A formulação coloidal NSF inibe a formação de biofilme cariogénico, tem propriedades antibacterianas e ajuda a remineralizar os dentes (Waikhom et al., 2022; Ahmed et al., 2019; Vieira Costa e Silva et al., 2018; dos Santos et al., 2014; dos Santos Junior et al., 2017). Os efeitos anticariogénicos da NSF foram pesquisados através de estudos in-vitro e in-vivo contra microrganismos cariogénicos, bem como a sua capacidade remineralizante em modelos animais e humanos que são discutidos nos seguintes títulos. Efeito antibacteriano do fluoreto de nano prata Estudos relatam que a NSF é um excelente agente antibacteriano oral porque é eficaz contra patógenos cariogênicos, principalmente Streptococcus mutans, e também inibe a formação de biofilme oral (Vieira Costa e Silva et al., 2018; Ahmed et al., 2019; Waikhom et al., 2022). Os nano materiais de prata incorporados na formulação NSF são principalmente necessários para a propriedade antibacteriana. A atividade antibacteriana das nanopartículas de prata contra Streptococcus mutans é 25 vezes mais forte do que a clorexidina, particularmente em diâmetros entre 80 e 100 nm, enquanto a citotoxicidade aumentou em dimensões menores que 20 nm (dos Santos Junior et al., 2017). Poucos estudos encontraram AgNPs em formulações NSF com diâmetros que variam de 2,56 $\pm$ 0,43 nm, 3,2 $\pm$ 1,2 nm e 5,9 $\pm$ 3,8 nm para favorecer a atividade antibacteriana contra Streptococcus mutans (Targino et al., 2014; dos Santos et al., 2014; Zhao et al., 2020). Poucos outros estudos relataram que as nanopartículas de prata (AgNPs) exibem a ação antibacteriana por diferentes mecanismos. Um desses mecanismos é a interrupção da integridade da parede celular e da membrana bacteriana, incentivando a permeabilidade da membrana celular e a perda de constituintes celulares e, em última análise, induzindo a morte celular (Shrivastava et al., 2007). As AgNPs podem inibir a cascata respiratória combinando o sulfidrilo, causando peroxidação lipídica, danos oxidativos ao DNA e proteínas e, finalmente, morte celular (Hamed et al., 2017). As AgNPs têm o potencial de se ligar a grupos de enxofre e fósforo no DNA, resultando em danos ao DNA, agregação e interrupção da transcrição e tradução (Durán et al., 2010). As AgNPs promovem a desfosforilação de fosfotirosinas, interferindo assim com a transmissão de sinais celulares e danificando as células (Shrivastava et al., 2007). Quando as AgNPs são submetidas a condições aeróbicas, o Ag^+ pode ser libertado da superfície das partículas. O Ag^+ libertado exerce efeitos antimicrobianos poderosos através da interação direta com a membrana celular e os componentes da parede celular bacteriana, o que constitui um dos mecanismos mais importantes da toxicidade das AgNPs (Figura 1) (Xiu et al., 2012). Kim sugeriu que a produção de radicais livres pelas AgNPs poderia ser assumida como mais uma forma de ação biocida das AgNPs (Kim et al., 2007). De acordo com o estudo de espetroscopia de ressonância de spin de electrões, quando as AgNPs entram em contacto com bactérias, produzem radicais livres, que podem danificar as membranas celulares e torná-las porosas, resultando, em última análise, na morte celular (Sharma et al., 2018). De acordo com a investigação de Moronez, a atividade antibacteriana das nanopartículas de prata é sensível ao tamanho, sendo as nanopartículas na gama de 1-10 nm mais eficazes (Morones et al., 2005; Martínez-Castañon et al., 2008). Devido ao facto de a área de contacto e a energia de superfície serem inversamente proporcionais ao tamanho, quanto mais pequena for a nanopartícula de prata, maior será a sua atividade antibacteriana. A ação antibacteriana do quitosano, um potencial agente utilizado na formulação de FSN com policátions, é solúvel em soluções aquosas de pequenos ácidos orgânicos como o ácido acético e o ácido lático e pode estar ligada à mera existência de aniões polivalentes como os fosfatos. Este quitosano durante o processo de adesão celular inibe o Streptococcus mutans e demonstrou uma atividade antibacteriana e de redução da placa bacteriana significativa nas fases subsequentes de acumulação, indicando que o quitosano é eficaz na prevenção da cárie dentária (Hamed et al., 2017). O flúor presente na formulação NSF é eficaz no controlo de biofilmes cariogénicos e reduz significativamente a formação de polissacarídeos extracelulares bacterianos. São de facto eficazes na redução da acidogenicidade nos biofilmes cariogénicos e também inibem as colagenases, o que retarda a degradação do colagénio da dentina (Gao et al., 2016)[10] . Remineralização da lesão cariosa do esmalte por Nano Silver Fluoride O flúor adicionado à formulação NSF é principalmente necessário para remineralizar a lesão cariosa precoce do esmalte. O flúor previne as cáries em grande parte através de processos tópicos, tais como a prevenção da dissolução de minerais dentários através da adsorção nas superfícies cristalinas, encorajando a remineralização nas superfícies cristalinas e formando um revestimento de fluorapatite que é resistente ao ácido. O efeito preventivo da cárie dos iões fluoreto pela sua potência em estabelecer o equilíbrio entre a desmineralização e a remineralização é crucial, seguido da mitigação da solubilidade da hidroxiapatite de cálcio (Oliveira et al., 2019). As nanopartículas de prata podem infiltrar-se na área desmineralizada e precipitar nesse local específico, resultando num aumento da dureza do esmalte e da resistência ao ataque ácido (Rosenblatt et al., 2009). A quitosana, que está presente nas formulações NSF, tem o potencial de prevenir a desmineralização do esmalte dentário ao interferir com a libertação dos elementos minerais do esmalte. Como resultado, os investigadores sugeriram que a utilização de nanofluoreto de prata contendo NPs de prata, fluoreto e quitosano é eficaz na remineralização do esmalte e da dentina. Utilizando a tomografia de coerência ótica e o teste de microdureza, os investigadores descobriram que o nanofluoreto de prata parece ter um efeito remineralizante nas cáries do esmalte. Além disso, um estudo clínico revelou que o fluoreto de nano prata é quase tão eficiente quanto o fluoreto de diamina de prata na prevenção de cáries (Nozari et al., 2017; Teixeira et al., 2018; Silva et al., 2019). Outro estudo também sugeriu que o NSF poderia parar a cárie dentária ativa sem causar descoloração do dente (Tirupathi et al., 2019). As concentrações de prata e flúor usadas no estudo de Dos Santos Jr. foram de aproximadamente 400 ppm e 2.275 ppm, respetivamente, para remineralizar a dentina desmineralizada (dos Santos Junior et al., 2017).

UTILIZAÇÃO TERAPÊUTICA DO FLUORETO DE NANO PRATA NO TRATAMENTO DA CÁRIE DENTÁRIA

O NSF é um agente anti-cárie que, quando administrado em lesões de cárie do esmalte ou da dentina, proporciona uma abordagem não invasiva para a contenção e tratamento da cárie. A terapia dentária tradicional para o tratamento de lesões de cárie pode ser demorada e dispendiosa e, em algumas situações, pode não ser prática devido à incapacidade de pagar ou tolerar um tratamento invasivo. A aplicação de NSF é acessível, não invasiva e não tóxica e, por conseguinte, a maioria das comunidades pode pagar por ela. A abordagem do tratamento é muito simples; apenas duas gotas podem ser administradas anualmente às crianças sem qualquer risco. De acordo com estudos, a formulação NSF é tão eficaz quanto o SDF na prevenção e detenção de cáries dentárias (Nagireddy et al., 2019). A NSF foi comparada com materiais antibacterianos convencionais e SDF quanto à sua eficiência antibacteriana contra Streptococcus mutans, e verificou-se que a NSF tinha valores mais baixos de Concentração Inibitória Mínima (CIM) e Concentração Bactericida Mínima (CBM) do que a Clorexidina e o SDF. Como resultado, concentrações mais baixas de NSF podem ser tão eficazes quanto os produtos convencionais (Teixeira et al., 2018; Ahmed et al., 2019). Além disso, a NSF interferiu com a aderência do Streptococcus mutans à superfície do esmalte e inibiu a capacidade do Streptococcus mutans de produzir ácidos mais do que o fluoreto de sódio (Martínez-Castañon et al., 2008). As bactérias multirresistentes podem ser controladas por nanopartículas de prata e coloides de fluoreto, que não representam um perigo significativo para a saúde humana. A nano-prata tem potencial para inibir a formação de biofilmes, restringindo o desenvolvimento de bactérias formadoras de biofilmes. De acordo com a investigação, verificou-se que a nano-prata em vernizes tem efeitos antibacterianos melhorados contra micróbios cariogénicos como o Streptococcus mutans e o Streptococcus salivarius (Di Giulio et al., 2013). A NSF foi identificada como um inibidor eficaz do biofilme de Streptococcus mutans, uma vez que pode reduzir as contagens de UFC (Teixeira et al., 2018; Vieira Costa e Silva et al., 2018; Espíndola-Castro et al., 2020a). Como resultado, a formulação NSF pode ser um agente antibacteriano mais biocompatível para Streptococcus mutans. Estudos in-vitro também comprovaram que a NSF tem o maior efeito de remineralização quando comparada com o soro de Nanohidroxiapatita e o verniz de Flúor (Nozari et al., 2017). Em um estudo que analisou o potencial de remineralização usando o ensaio de Tomografia de Coerência Ótica (OCT), descobriu-se que o NSF supera o NaF e estabeleceu que as nanopartículas de prata adicionadas ao NaF para remineralização do esmalte da dentição primária podem aumentar o desempenho do flúor devido ao seu efeito antibacteriano (Vieira Costa e Silva et al., 2018). Além disso, demonstrou-se que a NSF com 600 e 1.500 ppm cria muito pouca coloração da dentina do que o SDF disponível comercialmente numa investigação espectrofotométrica digital que compara a coloração da dentina induzida pela NSF e SDF (Espíndola-Castro et al., 2020a). Assim, a FSN pode ser um substituto plausível do SDF porque não compromete a estética. Além disso, as preparações de FSN mantêm a morfologia do colagénio e podem induzir principalmente a deposição de minerais intrafibrilares com pouca precipitação extrafibrilar, caraterística da remineralização biomimética, e não causam descoloração da dentina, enquanto o SDF causou uma alteração na morfologia do colagénio devido ao seu pH elevado e coloração da dentina (Sayed et al., 2020). De acordo com Asmaa Aly Abo El Soud (2020), o fluoreto de Nano Prata (NSF) é mais eficiente do que o Fluoreto de Diamina de Prata (SDF) em superfícies de esmalte desmineralizadas de pré-molares humanos extraídos por razões ortodônticas (Abo El Soud et al., 2020). O NSF aumenta a remineralização ao melhorar a intensidade e a qualidade dos componentes do cristal de apatita. A Nano Silver remineralizou o esmalte dentário decíduo e melhorou a atividade bactericida sem escurecer os dentes desmineralizados com uma exposição por ano. Em comparação com o selante habitual, as AgNPs adicionadas ao selante melhoraram a remineralização nos primeiros molares permanentes" e a formulação de preparação de verniz fluoretado à base de nano prata foram comparadas num estudo in-vitro realizado por Targino et al. Verificaram que a eficácia antimicrobiana da formulação de verniz fluoretado à base de nano prata era superior à do SDF. No entanto, a citotoxicidade da preparação de verniz fluoretado à base de Nano Silver foi inferior à do fluoreto de diamina de prata (Targino et al., 2014). NSF a 10.147 ppm não foi tão eficaz como o verniz de fluoreto de sódio (22.600 ppm) e SDF (44.800 ppm) na microdureza superficial do esmalte com lesões de cárie artificial (Akyildiz e Sönmez, 2019). A eficácia de remineralização do NSF em forma de solução foi maior com o aumento dos valores de microdureza superficial após a remineralização do esmalte em comparação com o verniz NaF e o grupo do soro de nano-hidroxiapatita (Nozari et al., 2017). Zhao et al. (2020) sugeriram que a formulação NSF contendo 2,5% de NaF e PEG-AgNPs tinha o mesmo potencial remineralizante de cáries dentárias em comparação com 12% de SDF. Nos países subdesenvolvidos, o fluoreto de nano prata (NSF) foi um agente bem sucedido na prevenção e reversão da cárie dentária, mas a sua influência na cárie também deve ser examinada utilizando métodos de avaliação alternativos. O biofilme dentário aderido ao esmalte tratado com NSF apresentou números reduzidos de viabilidade de Streptococcus mutans (absorvância) e unidades formadoras de colónias (CFU), tendo-se verificado também uma distinção substancial entre os valores médios de OHI-S na linha de base num estudo clínico piloto aleatório duplamente cego cruzado para avaliar as propriedades antimicrobianas do NSF em 12 crianças em idade escolar com os seus dentes tratados com NSF no grupo experimental e solução salina no grupo de controlo. O fluoreto de nanosilver demonstrou ser um supressor eficiente do biofilme dentário, uma vez que reduziu as contagens de UFC de Streptococcus mutans e os valores de absorvância, não teve impacto no pH do biofilme e diminuiu os valores de OHI-S (Freire et al., 2017). Outro estudo realizado em 130 dentes decíduos cariados de crianças tratadas com NSF e controlo (água), 81% dos dentes do grupo NSF tinham lesões cariosas paradas no dia 7, 72,7% após 5 meses e 66,7% das lesões ainda estavam paradas após um ano, enquanto o grupo de controlo tinha 0%, 27,4% e 34,7%, respetivamente (dos Santos et al, 2014).Noutro estudo realizado em 22 crianças com idades compreendidas entre 1 e 6 anos com lesões de manchas brancas detectadas pelos valores basais do DIAGNOdent foram tratadas com o flúor mais 0.1% de AgNPs e as crianças do grupo de controlo foram tratadas com verniz comercial de flúor uma vez por semana durante 3 semanas e, após 3 meses de acompanhamento, foram realizadas medições DIAGNOdent e verificou-se que os dentes revestidos com verniz de AgNPs exibiram menor intensidade média de fluorescência do que os tratados com verniz genérico, indicando que a remineralização dentária foi maior neste grupo (Butrón-Téllez Girón et al., Tirupathi et al. testaram a potência terapêutica de detenção de cáries de um verniz preparado com 5% de nanopartículas de prata introduzidas com fluoreto de sódio (NSF) com trinta e oito por cento de SDF disponível comercialmente em 159 molares primários em 50 crianças durante um ano e mostraram um número semelhante de cáries activas e detidas. Nos molares primários, os autores descobriram que uma terapia NSSF de 5% administrada anualmente é superior ou semelhante a um tratamento SDF de 38% na prevenção da cárie dentária (Tirupathi et al., 2019). Num dos ensaios clínicos aleatórios duplamente cegos realizados para comparar a eficácia de diferentes concentrações de NSF, foi revelado que concentrações mais elevadas de AgNPs na NSF atribuíram a eficácia antibacteriana superior. A NSF, quando administrada diretamente à cárie dentária, resultou na paragem de cáries em 65,21% dos dentes e, portanto, fornece uma abordagem minimamente invasiva para a paragem e cura da cárie (Nagireddy et al., 2019). Assim, a partir destas investigações in-vivo, pode concluir-se que a aplicação de NSF pode prevenir a cárie dentária em cerca de 65%-70% dos casos, sem diferença significativa entre NSF e SDF e tem uma eficácia clínica comparável à do SDF na redução do avanço das lesões cariosas dentárias em dentes posteriores primários quando aplicado uma vez por ano.A comparação in-vitro de diferentes vernizes à base de flúor, tais como SDF, NSF e fluoreto de própolis, mostrou um aumento significativo do nível de iões de cálcio, fosfato e flúor na superfície dos discos de dentina humana tratada. Isto sugere que o NSF é um agente anticariogénico promissor (Soekanto et al., 2017).

BENEFÍCIOS DO FLUORETO DE NANO PRATA:

O NSF pode ser utilizado com um arsenal mínimo, mesmo em campos de tratamento comunitários periféricos. Uma vez que o NSF é um tratamento não invasivo para a gestão de lesões cariosas precoces, não criará um comportamento não cooperativo em crianças muito pequenas. É seguro para uso nos dentes anteriores sem medo de descoloração do dente. As formulações NSF não oxidam quando entram em contacto com o oxigénio do meio, pelo que são estáveis. Não houve alteração de cor ao longo do tempo devido ao tamanho das AgNPs. Espíndola-Castro et al relataram que manchas amareladas são notadas após 2 semanas de aplicação do NSF, principalmente devido à quitosana presente na formulação. No entanto, estas manchas podem ser facilmente removidas com gaze ou com a escovagem dos dentes (Espíndola-Castro et al., 2020b). Não irrita os tecidos moles, uma vez que tem um pH mais baixo e é mais biocompatível. O NSF é mais económico do que o SDF e não tem sabor metálico (Yin et al., 2020). Além disso, tem uma técnica de aplicação muito simples, que pode ser aprendida por pessoal paramédico num Centro de Saúde Primário, que pode fornecer este tratamento sob a supervisão de um dentista. As partículas de nano prata têm a capacidade de remineralizar o esmalte, particularmente em dentes decíduos, mesmo numa concentração mais baixa. É bactericida para uma vasta gama de organismos como Streptococcus mutans, Enterococcus faecalis e Escherichia coli. Também tem propriedades antibiofilme. O fluoreto de nano prata não é tóxico para as células vivas, uma vez que a maioria das formulações NSF são preparadas numa concentração muito baixa .[19]

ÂMBITO DE APLICAÇÃO FUTURA

Para generalizar os resultados, pode ser efectuada uma investigação multicêntrica com uma amostra de maior dimensão. A concentração e a composição do NSF podem ser padronizadas e tornadas acessíveis como um produto pronto a usar. O pessoal dos cuidados de saúde primários pode ser ensinado a utilizar o NSF em crianças com elevado risco de cárie e de populações carenciadas. Pode ser realizada investigação com diferentes concentrações e frequências de aplicação com amostras de maior dimensão para determinar o melhor protocolo para a aplicação de fluoreto de nanoprata com extrato natural. A investigação futura in vitro e in vivo pode ser realizada integrando o NSF em materiais de restauração dentária para proporcionar vantagens antibacterianas e de remineralização num único material. Este material de restauração dentária único pode prevenir a cárie secundária, que é uma das deficiências mais significativas dos materiais de restauração convencionais. Uma vez que o NSF tem uma excelente propriedade antibacteriana contra uma vasta gama de agentes patogénicos, pode ser utilizado na terapia periodontal para prevenir e tratar infecções periodontais .[20]

CONCLUSÃO

O SDF reduz o crescimento de bactérias cariogénicas. O ião de prata é bactericida. O SDF também pode remineralizar as cáries do esmalte e da dentina. O possível modo de ação do SDF para travar as cáries pode ser atribuído à sua inibição da desmineralização mineral, à promoção da remineralização mineral e à proteção da matriz de colagénio contra a degradação. O SDF pode ser usado como um dessensibilizador dentário seguro e eficaz em adultos, com bons resultados, como foi alcançado num acompanhamento a curto prazo. A aplicação direta do SDF provoca necrose pulpar. A aplicação indireta do SDF é geralmente biocompatível com o tecido pulpar dentário, com uma resposta inflamatória ligeira, aumento da atividade odontoblástica e aumento da formação de dentina terciária.

REFERÊNCIAS

1. Dean JA, editor. McDonald and Avery's Dentistry for the Child and Adolescent (Odontologia para Crianças e Adolescentes de McDonald e Avery): McDonald e Avery's Dentistry for the Child and Adolescent-E-Book. Elsevier Ciências da Saúde; 2021 Fev 2.
2. Pinkham JR, Casamassimo PS, Henry W, McTigue DJ, Nowak AJ, editores. Odontopediatria: da infância à adolescência. Saunders; 1994 Jan.
3. Muthu MS, Sivakumar N. Odontopediatria. Elsevier Ciências da Saúde; 2011 Set 20.
4. Marwah N. Livro de texto de odontologia pediátrica. JP Medical Ltd; 2018 Out 31.
5. Mankar N, Kumbhare S, Nikhade P, Mahapatra J, Agrawal P, KUMBHARE IV SA, Nikhade PP. Role of Fluoride in Dentistry: A Narrative Review. Cureus. 2023 Dec 21;15(12).
6. Kracher MC. Atualidade em Medicina Dentária Preventiva. Crest® Oral-B® em dentalcare. com Curso de Educação Continuada. 2012.
7. Crystal YO. Fluoreto de diamina de prata (SDF): o seu papel na gestão da cárie. Dental Update.2019 Dec 2;46(11):1016-22.
8. Contractor IA, Girish MS, Indira MD. Diamino fluoreto de prata: alargando o espetro da odontologia preventiva, uma revisão da literatura. Jornal dentário pediátrico. 2021 abril 1;31(1):17-24.
9. Peng JY, Botelho MG, Matinlinna JP. Compostos de prata utilizados em odontologia para o tratamento de cáries: uma revisão. Journal of dentistry. 2012 Jul 1;40(7):531-41.
10. Zhao IS, Gao SS, Hiraishi N, Burrow MF, Duangthip D, Mei ML, Lo EC, Chu CH. Mecanismos do diamino fluoreto de prata na prevenção de cáries: uma revisão da literatura. Revista internacional de medicina dentária. 2018 Abr 1;68(2):67-76.
11. Bhat Y, Babaji P, Kamalaksharappa SK, Chandrappa PM, Ambareen Z. Silver Diamine Fluoride: Uma revisão da literatura.
12. Shah S, Bhaskar V, Venkatraghavan K, Choudhary P, Trivedi K. Fluoreto de diamina de prata: uma revisão e aplicações actuais. Jornal de Investigação Oral Avançada. 2014 Jan;5(1):25- 35.
13. Yan IG, Zheng FM, Gao SS, Duangthip D, Lo EC, Chu CH. Concentração de iões de soluções de fluoreto de diamina de prata. jornal dentário internacional. 2022 Dec 1;72(6):779-84.
14. Mitchell C, Gross AJ, Milgrom P, Mancl L, Prince DB. Tratamento com diamino fluoreto de prata de lesões activas de cárie radicular em adultos mais velhos: Uma série de casos. Journal of Dentistry. 2021 Feb 1;105:103561.
15. Zaeneldin A, Ollie YY, Chu CH. Efeito do diamino fluoreto de prata na polpa dentária vital: Uma revisão sistemática. Journal of dentistry. 2022 abril 1;119:104066.
16. de Almeida Piovesan ÉT, Alves JB, Ribeiro CD, Massignan C, Bezerra AC, Leal SC. O diamino fluoreto de prata é eficaz na redução da hipersensibilidade dentinária? Uma revisão sistemática. Journal of Dental Research, Dental Clinics, Dental Prospects. 2023;17(2):63.
17. Mubaraki H, Ingle NA, Baseer MA, AlMugeiren OM, Mubaraki S, Cicciù M, Minervini G. Effect of Silver Diamine Fluoride on Bacterial Biofilms-A Review including In Vitro and In Vivo Studies. Biomedicines. 2023 Jun 5;11(6):1641.

18. Ammar N, El-Tekeya MM, Essa S, Essawy MM, Talaat DM. Efeito antibacteriano e impacto na atividade de cárie do fluoreto de nanosilver e do fluoreto de diamina de prata na cárie dentária de dentes primários: um ensaio clínico controlado e aleatório. BMC Oral Health. 2022 Dec 30;22(1):657.

19. Akyildiz M, Sönmez IS. Comparação do Potencial Remineralizante do Nano Fluoreto de Prata, Diamino Fluoreto de Prata e Verniz de Fluoreto de Sódio em Cáries Artificiais: Um Estudo In Vitro. Saúde oral e odontologia preventiva. 2019 Jan 1;17(5):469-77.

20. Pushpalatha C, Bharkhavy KV, Shakir A, Augustine D, Sowmya SV, Bahammam HA, Bahammam SA, Mohammad Albar NH, Zidane B, Patil S. The anticariogenic efficacy of nano Silver fluoride. Fronteiras em Bioengenharia e Biotecnologia. 2022 Jul 1;10:931327.

21. Phonghanyudh A, Duangthip D, Mabangkhru S, Jirarattanasopha V. O diamino fluoreto de prata é eficaz na contenção das cáries do esmalte? Um ensaio clínico aleatório. Revista internacional de investigação ambiental e saúde pública. 2022 Jul 24;19(15):8992.

22. Sarvas E. The history and use of silver diamine fluoride in dentistry: a review. Jornal da Associação Dentária da Califórnia. 2018 Jan 1;46(1):19-22.

23. Kracher CM. Conceitos actuais em implantes dentários: Avaliação Clínica na Prevenção da Mucosite Periimplantar, Peri-implantite e Falha do Implante. dentalcare.com. 01 de agosto de 2017. Acedido em março de 2022.

24. Pitts NB, Zero DT, Marsh PD, et al. Cárie dentária. Nat Rev Dis Primers 2017;3(1):1-6.DOI: 10.1038/nrdp.2017.30

25. Mehta A. Trends in dental caries in Indian children for the past 25 years (Tendências da cárie dentária em crianças indianas nos últimos 25 anos). Indian J Dent Res 2018;29(3):323-328. DOI: 10.4103/ijdr. IJDR_615_17

26. Costa SM, Martins CC, Bonfim MD, et al. Revisão sistemática de indicadores socioeconómicos e cárie dentária em adultos. Inte J Environ Res Public Health 2012;9(10):3540- 3574. DOI: 10.3390/ijerph9103540

27. Chu CH, Lo EC. Promovendo a detenção de cáries em crianças com diamino fluoreto de prata: uma revisão. Oral Health Prev Dent 2008;6(4): 315-321. PMID: 19178097 5. Peng JY, Botelho MG, Matinlinna JP. Compostos de prata utilizados em odontologia para o tratamento de cáries: uma revisão. J Dent 2012;40(7):531-541. DOI: 10.1016/j.jdent.2012.03.009

28. Fung HT, Wong MC, Lo EC, et al. Travar a cárie da primeira infância com diamino fluoreto de prata - uma revisão da literatura. Oral Hyg Health 2013; 1(3):1-5. DOI: 10.4172/2332- 0702.1000117

29. Crystal YO, Niederman R. Atualização da odontologia baseada em evidências sobre o diamino fluoreto de prata. Dent Clin North Am 2019;63(1):45-68. DOI: 10.1016/j. cden.2018.08.011

30. Alexander JW. História da utilização médica da prata. Surg Infect 2009;10(3):289-292. DOI: 10.1089/sur.2008.9941

31. Demling RH, Desanti L. Efeitos da prata no tratamento de feridas. Wounds 2001;13(1):415

32. Feng QL, Wu J, Chen GQ, et al. Um estudo mecanicista do efeito antibacteriano dos iões de prata em Escherichia coli e Staphylococcus aureus. J Biomed Mater Res 2000;52(4):662-668. DOI: 10.1002/1097-4636(20001215)52:43.0.co;2-3

33. Shah S, Bhaskar V, Venkatraghavan K, et al. Fluoreto de diamina de prata: uma revisão e aplicações actuais. J Adv Oral Res 2014;5(1):25-35. DOI: 10.1177/2229411220140106
34. Hamama HH, Yiu CK, Burrow MF. Efeito do diamino fluoreto de prata e iodeto de potássio nas bactérias residuais nos túbulos dentinários. Aust Dent J 2015;60(1):80-87. DOI: 10.1111/adj.12276
35. Mei ML, Li QL, Chu CH, et al. Os efeitos inibitórios do diamino fluoreto de prata em diferentes concentrações nas metaloproteinases da matriz. Dent Mater 2012;28(8):903-908. DOI: 10.1016/j.dental.2012.04.011
36. Mei ML, Nudelman F, Marzec B, et al. Formação de fluorohidroxiapatite com fluoreto de diamina de prata. J Dent Res 2017;96(10):1122-118. DOI: 10.1177/0022034517709738
37. Chu CH, Mei LE, Seneviratne CJ, et al. Efeitos do diamino fluoreto de prata em lesões cariosas da dentina induzidas por biofilmes de Streptococcus mutans e Actinomyces naeslundii. Int J Paediatr Dent 2012;22(1):2-10. DOI: 10.1111/j.1365-263x.2011.01149.x
38. Mei ML, Li QL, Chu CH, et al. Efeitos antibacterianos do diamino fluoreto de prata no biofilme cariogénico de várias espécies em cáries. Ann Clinical Microbiol Antimicrob 2013;12(1):4. DOI: 10.1186/1476-0711-12-4
39. Mei ML, Ito L, Cao Y, et al. Um estudo ex vivo de cáries de dentes decíduos presos com terapia de fluoreto de diamina de prata. J Dent 2014;42(4):395-402. DOI: 10.1016/j.jdent.2013.12.007
40. Shah S, Bhaskar V, Venkataraghavan K, et al. Eficácia do diamino fluoreto de prata como agente antibacteriano e antiplaca em comparação com o verniz de fluoreto e o gel de fluoreto de fosfato acidulado: um estudo in vivo. Indian J Dent Res 2013;24(5):575. DOI: 10.4103/0970-9290.123374
41. Fakhruddin KS, Egusa H, Ngo HC, et al. O fluoreto de diamina de prata (SDF) utilizado na gestão da cárie infantil tem uma potente atividade antifúngica contra espécies orais de Candida. BMC Microbiol 2020;20(1):95. DOI: 10.1186/s12866-020-01776-w
42. Ishiguro T, Mayanagi G, Azumi M, et al. As superfícies dentárias revestidas com fluoreto de sódio e diamino fluoreto de prata inibem a produção de ácido bacteriano na interface bactéria/dente. J Dent 2019;84:30-35 DOI: 10.1016/j.jdent.2018.12.017
43. Milgrom P, Horst JA, Ludwig S, et al. Fluoreto de diamina de prata tópico para a detenção de cáries dentárias em crianças em idade pré-escolar: um ensaio controlado aleatório e análise microbiológica de micróbios associados a cáries e expressão de genes de resistência. J Dent 2018;68:72-78. DOI: 10.1016/j. jdent.2017.08.015
44. Wakshlak RB, Pedahzur R, Avnir D. Atividade antibacteriana de bactérias mortas com prata: o efeito "zombies". Sci Rep 2015;5:9555. DOI: 10.1038/srep09555
45. Fung MHT, Duangthip D, Wong MCM, et al. Detenção da cárie dentária com diferentes concentrações e periodicidade de diamino fluoreto de prata. JDR Clin Trans Res 2016;1(2):143-152. DOI: 10.1177/2380084416649150
46. Zhi QH, Lo EC, Lin HC. Ensaio clínico aleatório sobre a eficácia do diamino fluoreto de prata e do ionómero de vidro na detenção de cáries dentárias em crianças em idade pré-escolar. J Dent 2012;40(11):962-967. DOI: 10.13039/501100003803
47. Hammersmith KJ, DePalo JR, Casamassimo PS, et al. O diamino fluoreto de prata e o verniz fluoretado podem travar a progressão da cárie interproximal na dentição primária. J Clin Pediatr Dent 2020;44(2):79-83. DOI: 10.17796/1053-4625-44.2.2

48. Caroline J, Maharani DA, Adiatman M, et al. Efeito e impacto da aplicação de diamino fluoreto de prata em cáries de dentes primários na qualidade de vida das crianças. J Phy Conf Ser 2018;1073(4):042001. DOI: 10.1088/1742-6596/1073/4/042001
49. Caglar. Eficácia do diamino fluoreto de prata na redução de cáries em dentes decíduos e primeiros molares permanentes de crianças em idade escolar: Ensaio clínico de 36 meses. J Dent Res 2007;86(1):95; resposta do autor 95. DOI: 10.1177/154405910708600116
50. Chu CH, Lo EC, Lin HC. Eficácia do diamino fluoreto de prata e do verniz de fluoreto de sódio na contenção da cárie dentária em crianças chinesas em idade pré-escolar. J Dent Res 2002;81(11):767-770. DOI: 10.1177/0810767
51. Llodra JC, Rodriguez A, Ferrer B, Menardia V, Ramos T, Morato M. Eficácia do diamino fluoreto de prata na redução de cáries em dentes decíduos e primeiros molares permanentes de crianças em idade escolar: Ensaio clínico de 36 meses. Journal of dental research. 2005 Aug;84(8):721-4.
52. Clemens J, Gold J, Chaffin J. Efeito e aceitação do tratamento com diamino fluoreto de prata na cárie dentária em dentes decíduos. J Public Health Dent 2018;78(1):63-8. DOI: 10.1111/jphd.12241
53. Burgess JO, Vaghela PM. Fluoreto de diamina de prata: uma solução anticárie de sucesso com limites. Adv Dent Res 2018;29(1):131-14. DOI: 10.1177/0022034517740123
54. Chibinski AC, Wambier LM, Feltrin J, et al. O diamino fluoreto de prata tem eficácia no controlo da progressão da cárie em dentes primários: uma revisão sistemática e meta-análise. Caries Res 2017;51(5):527-541. DOI: 10.1159/000478668
55. Yee R, Holmgren C, Mulder J, Lama D, Walker D, van Palenstein Helderman W. Efficacy of silver diamine fluoride for arresting caries treatment. Journal of dental research. 2009 Jul;88(7):644-7.
56. Garrastazua MD, Mathias-Santamariab IF, Rochac RS, et al. Efeito de três meses do diamino fluoreto de prata (SDF) nos níveis salivares de streptococcus mutans em crianças. Um ensaio exploratório. Saúde Oral Prev Dent 2020;18(1):325-330. DOI: 10.3290/j.ohpd.a43360
57. Lou YL, Botelho MG, Darvell BW. Reação do diamino fluoreto de prata com hidroxiapatite e proteína. J Dent 2011;39(9):612-618. DOI: 10.1016/j.jdent.2011.06.008
58. Bimstein E, Damm D. Human primary tooth histology six months after treatment with silver diamine fluoride. J Clin Pediatr Dent.42(6):442-444. DOI: 10.17796/1053-4625- 42.6.6
59. Rossi G, Squassi A, Mandalunis P, et al. Efeito do diamino fluoreto de prata (SDF) no complexo dentina-polpa: análise histológica ex vivo em dentes decíduos humanos e molares de ratos. Ata Odontol Latinoam 2017;30(1):5-12. PMID: 28688180
60. Li Y, Liu Y, Psoter WJ, et al. Avaliação da penetração e distribuição da prata em lesões cariosas de dentes decíduos tratados com diamino fluoreto de prata. Caries Res 2019;53(4):431-440. DOI: 10.1159/000496210
61. Duangthip D, Fung MH, Wong MC, et al. Efeitos adversos do tratamento com diamino fluoreto de prata em crianças em idade pré-escolar. J Dent Res2018;97(4):395-401. DOI: 10.1177/0022034517746678
62. Crystal YO, Janal MN, Hamilton DS, et al. Percepções parentais e aceitação da coloração com diamino fluoreto de prata. J Am Dent Assoc 2017;148 (7):510-518. DOI: 10.1016/j.adaj.2017.03.013

63. Gordon. A coloração com diamino fluoreto de prata é aceitável para dentes decíduos posteriores e é preferida por muitos pais em relação à gestão avançada do comportamento farmacológico. J Evid Based Dent Pract 2018;18(1):94-97. DOI: 10.1016/j.jebdp.2018.01.001

64. Kumar A, Cernigliaro D, Northridge ME, et al. Um inquérito sobre a aculturação do prestador de cuidados e a aceitação do tratamento com diamino fluoreto de prata para a cárie infantil. BMC oral health 2019;19(1):228. DOI: 10.1186/s12903-019-0915-1

65. Kyoon-Achan G, Schroth RJ, Martin H, et al. Opiniões dos pais sobre o diamino fluoreto de prata para gerir as cáries da primeira infância. JDR Clin Trans Res 2020;1:2380084420930690. DOI: 10.1177/2380084420930690

66. Markham MD, Tsujimoto A, Barkmeier WW, et al. Influência da aplicação de fluoreto de diamina de prata a 38% na estabilidade da ligação ao esmalte e à dentina utilizando adesivos universais em modo self-etch. Eur J Oral Sci 2020; 128(4):354-360 DOI: 10.1111/eos.12701.

67. de Siqueiraa FS, Moralesb LA, Granjac MC, et al. Efeito do fluoreto de diamina de prata nas propriedades de ligação à dentina afetada pela cárie. J Adhes Dent 2020;22:161-172. DOI: 10.3290/j.jad.a44281

68. Firouzmandi M, Mohaghegh M, Jafarpisheh M. Efeito do diamino fluoreto de prata na durabilidade da ligação da dentina normal e cariada. J Clin Exp Dent 2020;12(5):e468 -e473. DOI: 10.4317/jced.56303

69. Garg S, Sadr A, Chan DC. Reversão de iodeto de potássio da coloração de fluoreto de diamina de prata: um relato de caso. Oper Dent 2019;44(3):221-226. DOI: 10.2341/17-266-s

70. Zhao IS, Mei ML, Burrow MF, et al. Efeito do tratamento com diamino fluoreto de prata e iodeto de potássio na prevenção de cáries secundárias e descoloração dentária em restaurações cervicais de cimento de ionómero de vidro. Int J Mol Sci 2017;18(2):340. DOI: 10.3390/ijms18020340

71. Roberts A, Bradley J, Merkley S, et al. A aplicação de iodeto de potássio após diamino fluoreto de prata reduz a coloração do dente? Uma revisão sistemática. Aust Dent J 2020;65(2):109-117. DOI: 10.1111/adj.12743

72. Alvear Fa B, Jew JA, Wong A, et al. Técnica restauradora atraumática modificada com prata (SMART): uma ferramenta alternativa de prevenção de cáries. Stoma Edu J 2016;3(2):18-24.

73. Jiang M, Wong MCM, Chu CH, et al. Um estudo controlado randomizado de 24 meses sobre as taxas de sucesso da restauração de lesões de cárie dentária não tratadas e tratadas com SDF em dentes decíduos com a abordagem ART. J Dent 2020;100:103435.DOI:10.1016/j.jdent.2020.1034

74. Pushpalatha C, Bharkhavy KV, Shakir A, Augustine D, Sowmya SV, Bahammam HA, Bahammam SA, Mohammad Albar NH, Zidane B, Patil S. The anticariogenic efficacy of nano silver fluoride. Fronteiras em Bioengenharia e Biotecnologia. 2022 Jul 1;10:931327.

75. Raskin SE, Tranby EP, Ludwig S, Okunev I, Frantsve-Hawley J, Boynes S. Survival of silver diamine fluoride among patients treated in community dental clinics: a naturalistic study. BMC Saúde Oral. 2021 Dec;21:1-1.

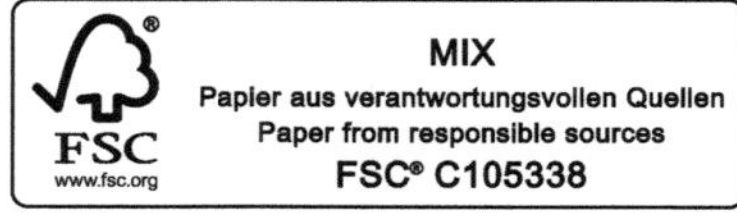

Printed by Books on Demand GmbH, Norderstedt / Germany